Daniel Hell, Jérôme Endrass, Jürg Vontobel

Kurzes Lehrbuch der Psychiatrie

Daniel Hell bei Hans Huber:

Daniel Hell
Seelenhunger
Der fühlende Mensch und die Wissenschaften vom Leben
278 Seiten. 2. Auflage (ISBN 3-456-83983-9)

Daniel Hell, Christian Scharfetter und Arnulf Möller (Hrsg.):
Eugen Bleuler. Leben und Werk
171 Seiten (ISBN 3-456-83646-5)

Jay Cleve:
Licht am Ende des Tunnels
Wie Depressive und ihre Angehörigen sich selbst helfen können
Mit einem Vorwort von Prof. Dr. Daniel Hell
178 Seiten. 2. Auflage (ISBN 3-456-528-0)

Weitere Informationen über unsere Neuerscheinungen finden Sie im Internet unter:
http://verlag.hanshuber.com oder per E-Mail an: verlag@hanshuber.com

Daniel Hell
Jérôme Endrass
Jürg Vontobel

Kurzes Lehrbuch der Psychiatrie

Das Basiswissen mit Repetitoriumsfragen

Mit Beiträgen von M. Kiesewetter und H. Braun-Scharm

Unter Mitwirkung von J. Angst, J.-P. Bader, J. Dutli, A. Keller, B. Küchenhoff, J. Modestin, W. Rössler, U. Schnyder, U. Schreiter-Gasser, R. Stohler und S. Vetter.

Verlag Hans Huber
Bern · Göttingen · Toronto · Seattle

Adresse des Erst-Autors
Prof. Dr. med. Daniel Hell
Psychiatrische Universitätsklinik
Postfach 68
8029 Zürich

Lektorat: Dr. Peter Stehlin
Herstellung: Peter E. Wüthrich
Druckvorstufe: Weiter im Text GmbH, Bern
Korrektorin: Dr. Jacqueline Dutli
Umschlag: Atelier Mühlberg, Basel
Druck und buchbinderische Verarbeitung: fgb, Freiburg
Printed in Germany

Bibliografische Information der Deutschen Bibliothek
Die Deutsche Bibliothek verzeichnet diese Publikation in der Deutschen Nationalbibliografie; detaillierte bibliografische Daten sind im Internet über http://dnb.ddb.de abrufbar.

Anregungen und Zuschriften bitte an:
Verlag Hans Huber
Länggass-Strasse 76
CH-3000 Bern 9
Tel: 0041 (0)31 300 4500
Fax: 0041 (0)31 300 4593
E-Mail: verlag@hanshuber.com
Internet: http://verlag.hanshuber.com

1. Auflage 2003

ISBN 3-456-83982-0

Vorwort

Das Hauptanliegen dieses kurzen Lehrbuches ist die Vermittlung von psychiatrischem Basiswissen. Es gibt zwar zahlreiche umfangreiche und empfehlenswerte Lehrbücher für Psychiatrie, doch fehlt bisher ein wirklich kurzes Lehrbuch, das es erlaubt, rasch einen systematischen Einblick in die psychiatrische Krankheitslehre zu erhalten, ohne sich auf Stichworte zu beschränken.

Unter dem Titel «Kurzes Lehrbuch der Psychiatrie» wurde letztmals 1949 (in Stuttgart bei Hirzel) ein Werk von Herbert Binswanger veröffentlicht. Es beschränkte sich allerdings auf psychotische Störungen. Im Gegensatz dazu behandelt das vorliegende kurze Lehrbuch der Psychiatrie den gesamten Lehrstoff der Psychiatrie und Psychotherapie, inklusive eines knappen Kapitels über die Kinder- und Jugendpsychiatrie.

So kurz das vorliegende Lehrbuch gehalten ist, solange ist seine Vorgeschichte. Zunächst bestanden Materialien zu den Vorlesungen «Klinische Psychiatrie I und II» von Prof. D. Hell an der Universität Zürich. Auf der Grundlage dieser Materialien und zahlreicher Veröffentlichungen aus der Psychiatrischen Universitätsklinik Zürich wurde ein Vorlesungsskript erstellt. Die große Nachfrage nach diesen Unterlagen motivierte die Autoren, ein Kurzlehrbuch der Psychiatrie zu schreiben, das die umfangreicheren psychiatrischen Lehrbücher ergänzen und als psychiatrische Einführung bzw. als Repetitorium dienen kann. Konsequenterweise folgt der nun vorliegende neu geschriebene Text einem didaktischen Konzept, das es erlauben soll, das psychiatrische Basiswissen schrittweise zu erarbeiten und das Gelernte auf Grund von Repetitoriumsfragen zu überprüfen. Das Kurzlehrbuch eignet sich insbesondere zur Prüfungsvorbereitung in Medizin und klinischer Psychologie, dient aber auch weiteren Interessierten zur Einführung in die Psychiatrie. Entsprechend der aktuellen Lehrsituation in Europa orientiert sich das vorliegende Werk durchgehend an ICD-10 (Internationale Klassifikation psychischer Störungen der WHO, 10. Revision, Kap. 5). Der Kürze wegen wird durchgehend die männliche Geschlechtsbezeichnung vorgezogen, statt z.B. von Patient und Patientin, Arzt und Ärztin zu reden. Selbstverständlich sind immer beide Geschlechter gemeint.

Es wurden Beiträge von PD H. Braun-Scharm (Kinder- und Jugendpsychiatrie) und Dr. M. Kiesewetter (Forensische Psychiatrie) in leicht verkürzter und überarbeiteter Form integriert. Die verschiedenen Teile des übrigen Textes der Autoren fand die kritische Durchsicht namhafter Spezialistinnen und Spezialisten aus dem gesamten Gebiet der Psychiatrie, nämlich durch Prof. J. Angst, Dr. J.-P. Bader, Dr. A. Keller, Dr. B. Küchenhoff, Prof. J. Modestin, Prof. W. Rössler, Prof. U. Schnyder, PD U. Schreiter-Gasser, PD Dr. R. Stohler und Dr. S. Vetter. Ein besonderer Dank gebührt Frau Dr. J. Dutli für die sorgsame Durchsicht und für die zahlreichen Verbesserungsvorschläge.

Wir haben nicht nur den Mitwirkenden vielmals zu danken, sondern ebenso Frau Inge Mittelholzer für die sorgfältige Sekretariatsarbeit unseren herzlichen Dank auszusprechen. Dank gebührt auch dem Hans Huber Verlag, insbesondere dem Lektoratsleiter Herrn Dr. Peter Stehlin, für die Unterstützung und vorbildliche Drucklegung.

Januar 2003

Daniel Hell
Jérôme Endrass
Jürg Vontobel

Inhaltsverzeichnis

1 Einführung in die Psychiatrie[1]

1.1 Was ist Psychiatrie?

Das Wort «Psychiatrie» setzt sich aus den beiden griechischen Bezeichnungen für Seele (Psyche) und Heilkunde (Iatreia) zusammen, bedeutet also wörtlich übersetzt «Seelenheilkunde». Der Begriff «Psychiatrie» ist noch nicht sehr alt. Er wurde von Reil zu Beginn des 19. Jahrhunderts geprägt, setzte sich aber erst in der Mitte des vorletzten Jahrhunderts allgemein durch, als die Psychiatrie innerhalb der Medizin auch akademisches Lehrgebiet wurde. Die Psychiatrie ist vor allem mit der Neurologie eng verwandt. Neurologie und Psychiatrie basieren auf gemeinsamen Grundlagenwissenschaften (wie Neuroanatomie, Neuropathologie, Neurochemie, Neurophysiologie und Psychologie). Während sich jedoch die Neurologie weitgehend auf körperliche Störungen des zentralen und peripheren Nervensystems (einschließlich bestimmter Muskelkrankheiten) beschränkt, beschäftigt sich die Psychiatrie hauptsächlich mit Störungen, bei denen die Erlebens- und Verhaltensveränderungen im Vordergrund stehen. In knapper Form kann die Psychiatrie als Bereich der Medizin definiert werden, der sich ***mit der Diagnostik, Therapie und Prävention von seelischen Krankheiten einschließlich ihrer Erforschung und Lehre befasst.***

Was sind die Unterschiede zwischen Neurologie und Psychiatrie?

Definieren Sie in knapper Form die Psychiatrie!

1 Dieses Kapitel wurde unter Mitwirkung von Prof. Dr. med. J. Modestin (PUK Zürich) geschrieben.

Teilgebiete der Psychiatrie sind:

Womit beschäftigt sich die klinische Psychiatrie?

1. Die **klinische Psychiatrie,** welche die klinischen Erscheinungen psychischer Störungen und deren Ätiologie, Diagnostik, Therapie und Prävention behandelt.

Was versteht man unter Sozialpsychiatrie?

2. Die **Sozialpsychiatrie,** welche sich vorrangig mit den sozialen Beziehungen psychisch Kranker und dem Beitrag dieser sozialen Faktoren zur Krankheitsentstehung, zum Krankheitsverlauf und zur Behandlung und Rehabilitation auseinandersetzt.
3. Die **Kinder- und Jugendpsychiatrie,** welche die seelischen Störungen vom Säuglingsalter bis zur Adoleszenz (in der Regel bis zum 18. Altersjahr) behandelt. Anders als die Alterspsychiatrie ist sie bereits zu einem selbständigen medizinischen Fachgebiet geworden.
4. Die **Gerontopsychiatrie** (Alterspsychiatrie), welche sich mit den psychischen Störungen des alternden Menschen ab etwa dem 65. Lebensjahr beschäftigt.
5. Die **forensische Psychiatrie,** welche rechtliche Fragen wie die Zurechnungsfähigkeit und das Rückfallrisiko von psychisch Kranken behandelt und dazu gutachterlich Stellung nimmt.

Wichtige Nachbardisziplinen der Psychiatrie sind:

Was ist der Unterschied zwischen der Psychologie und der Psychiatrie?

1. Die **Psychologie,** die Wissenschaft, die das gesunde Erleben und Verhalten zum Gegenstand hat.
2. Die **klinische Psychologie,** das Teilgebiet der Psychologie, das sich mit krankhaften Formen des Erlebens und Verhaltens beschäftigt.

Was versteht man unter der Neuropsychologie?

3. Die **Neuropsychologie,** welche die Auswirkungen von Schädigungen des ZNS auf kognitive Leistungen wie Aufmerksamkeit, Gedächtnis etc. untersucht.
4. Die **medizinische Psychologie,** welche die Themen der Psychologie, die aus medizinischer Sicht wichtig sind, z.B. das Erleben von Gesundheit und Krankheit oder die Patienten-Arzt-Beziehung, behandelt.
5. Die **medizinische Soziologie,** welche die aus psychiatrisch-medizinischer Sicht wichtigsten Themen der Soziologie zum Gegenstand hat (z.B. gesellschaftliche Bedingungen der psychiatrischen und medizinischen Krankenversorgung).
6. Die **psychosoziale Medizin,** die in der Schweiz medizinische Psychologie und medizinische Soziologie zusammenfasst.

Womit beschäftigt sich die psychosomatische Medizin?

7. Die **psychosomatische Medizin,** die Lehre von den körperlich in Erscheinung tretenden Störungen und Krankheiten, deren Auftreten und Verlauf durch psychische Umstände (mit)bedingt sind.

1.2 Heute vorherrschendes Krankheitsmodell in der Psychiatrie

Die meisten psychiatrischen Störungen haben sowohl in ihrer Entstehung als auch in ihrem Erscheinungsbild biologische, psychologische und soziale Aspekte. Das heute vorherrschende Krankheitsmodell in der Psychiatrie versucht deshalb, in integrativer Weise diese drei Dimensionen einer psychiatrischen Störung zu berücksichtigen. Man spricht deshalb auch von einem ***bio-psycho-sozialen*** Krankheitsmodell. Ein solches integratives Konzept schließt allerdings nicht aus, dass ein einzelner Einflussfaktor bei einer bestimmten Störung ganz im Vordergrund stehen kann. Das bio-psycho-soziale Krankheitskonzept verweist aber darauf, dass psychiatrische Krankheitsbilder in der Regel verschiedene Ebenen berühren. So sind z.B. in der Depression gleichzeitig körperliche Funktionen, seelische Gestimmtheit, zwischenmenschliche Kommunikation und Leistungsfähigkeit bei der Arbeit charakteristisch verändert.

Was versteht man unter einem bio-psycho-sozialen Krankheitsmodell?

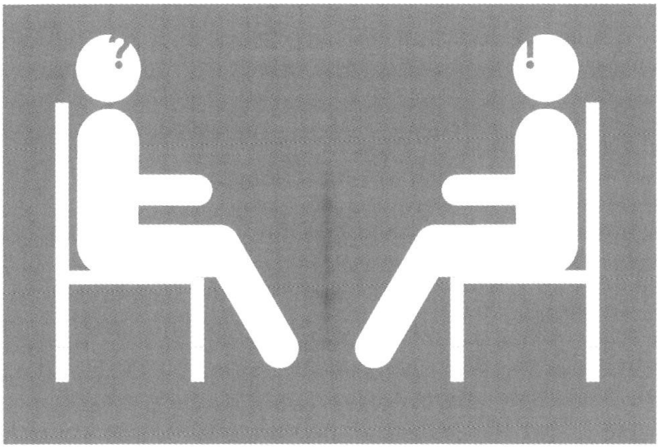

2 Gesprächsführung und Exploration[2]

2.1 Allgemeines

Das Gespräch ist ein Hauptinstrument des Psychiaters. Es hilft, einen Eindruck über das seelische Befinden eines Menschen zu gewinnen und dieses Befinden allenfalls zu verändern. Zwar können in einer psychiatrischen Untersuchung auch andere Untersuchungsmittel (psychologische Testverfahren, Laborabklärungen etc.) eingesetzt werden, der direkte persönliche Kontakt ist aber in der Regel die Basis für eine psychiatrische Beurteilung.

Aus psychiatrischer Sicht kann man zwei Gesprächssituationen unterscheiden:

Welche Gesprächssituationen können unterschieden werden?

1. Das psychiatrische Gespräch bzw. die psychiatrische Konsultation
2. Das psychotherapeutische Gespräch

In beiden Gesprächssituationen hat der Erstkontakt eine besondere Bedeutung. Er unterscheidet sich aber in beiden Situationen voneinander. Im **psychiatrischen Erstgespräch** ist es wichtig, möglichst viele Informationen vom Patienten zu erhalten. Es gibt strukturierte Frage-

Inwiefern unterscheidet sich die psychiatrische Konsultation vom psychotherapeutischen Gespräch?

---

2 Dieses Kapitel wurde unter Mitwirkung von Prof. Dr. med. J. Modestin (PUK Zürich) geschrieben.

Wann verwendet man strukturierte Interviews?

kataloge, die es erlauben, zahlreiche Problembereiche anzusprechen (z. B. SKID). Sie finden vor allem in der Forschung Anwendung. Viele Psychiater halten sich in groben Zügen aber auch in der Praxis an solche strukturierte Inventare.

Was versteht man unter einem «Behandlungssetting»?

Im **psychotherapeutischen Erstgespräch** steht das subjektiv geäußerte Leiden im Vordergrund sowie die Frage, ob eine Behandlung unter den gegebenen Umständen möglich ist. Dabei wird besprochen, was sich der Patient von der Behandlung erhofft und was der Therapeut allenfalls dazu beitragen kann. Ferner werden Fragen zum «Behandlungssetting» erörtert. Darunter versteht man die Dauer der Behandlung (Wochen, Monate oder gar Jahre), die Häufigkeit der Sitzungen (z. B. 1 Stunde pro Monat oder 2 Stunden pro Woche) und die Gestaltung der Therapiestunde.

Sowohl das diagnostische als auch das therapeutische Gespräch erfordern eine Spezialausbildung und reiche Erfahrung. Es ist nicht einfach, in einem Kurzlehrbuch in wenigen Worten die «richtige» Gesprächsführung (sofern es sie gibt) aufzuzeigen. Im Folgenden wird versucht, auf einige Punkte einzugehen, die uns als wichtig erscheinen:

Welcher Teil der Erstkonsultation ist besonders wichtig?

1. Patienten sind im Allgemeinen in den ersten Minuten eines Gespräches bereit, sehr viel Information über ihr Leiden zu geben. Es ist sinnvoll, zu Beginn den Patienten reden zu lassen und das Gespräch nicht mit häufigen Zwischenfragen zu unterbrechen. Viele Patienten sind nervös und lassen sich durch regelmäßiges Nachfragen verunsichern.

Wie spricht man mit einem psychotischen Menschen?

2. Der Gesprächsstil muss dem Störungsbild des Patienten angepasst werden. Dabei gilt die Faustregel: Je schwerer die Störung (psychotisch, delirant, dement), desto strukturierter und klarer hat das Gespräch zu erfolgen. Der Patient sollte nicht überfordert, sondern beruhigt werden.

Was versteht man unter konfrontativem Vorgehen?

3. Grundsätzlich ist es wichtig, empathisch auf das Leiden des Patienten einzugehen. Trotzdem kann es richtig sein, sehr bestimmt auf gewisse Probleme einzugehen, auch wenn man merkt, dass es dem Patienten unangenehm ist. Dieses Vorgehen – auch als konfrontatives bezeichnet – kann z. B. bei Patienten mit einer Suchtproblematik indiziert sein. Das konfrontative Vorgehen hat aber deutliche Grenzen und sollte mit großer Umsicht zur Anwendung kommen.

4. Jedes Gespräch wird von beiden Gesprächsteilnehmern beeinflusst. Es ist nicht möglich, eine völlig neutrale oder objektive Position einzunehmen. Auch sehr gut geschulte und erfahrene Therapeuten reagieren z. B. mit Antipathie auf bestimmte Patienten, was natürlich einen Einfluss auf das Gespräch hat. Es ist wichtig sich zu überlegen, weshalb man mit solchen Gefühlen auf einen Patienten reagiert. Diese Überlegungen sollen in Diagnose und Behandlungsplanung einfließen.

5. In einem Gespräch ist sowohl die verbale als auch die nonverbale Kommunikation zu beachten und zwar sowohl auf Seiten des Patienten als auch bei sich selber. Bei gewissen psychischen Krankheiten, wie z.B. bei der Depression, spielt die Störung der nonverbalen Kommunikation und des psychomotorischen Ausdrucks eine besondere Rolle. Die nonverbale Kommunikation gilt als eine wichtige soziale Fertigkeit.
6. Gegen Ende des psychiatrischen Gesprächs muss der Patient die Möglichkeit haben, selber Fragen zu stellen oder Aspekte seines Lebens anzusprechen, die er noch erwähnen möchte. Darauf fasst der Therapeut die gewonnenen Informationen zusammen und bespricht sie und das weitere Vorgehen mit dem Kranken. Dieser soll sich durch die vorläufige Beurteilung seiner Situation verstanden und nicht verunsichert fühlen (besonders wichtig bei psychotischen Patienten).
7. Vor allem bei schwereren Störungen kann es notwendig sein, weitere Personen zu befragen. Der Einbezug z.B. der nächsten Angehörigen ist dann von großer Bedeutung, wenn der Patient die Realitätskontrolle eingebüßt hat (z.B. bei Demenzen, Delirien etc.) und/oder eine vitale Gefährdung besteht, der Patient sich aber nicht ausdrücken kann oder will. Wenn es sinnvoll ist, Drittpersonen in Abklärung und Therapie mit einzubeziehen, muss der urteilsfähige Patient mit den ihn betreffenden Mitteilungen an diese Personen einverstanden sein.

Wann ist der Einbezug von Angehörigen indiziert und was muss dabei berücksichtigt werden?

2.2 Psychiatrische Anamnese

Es ist wichtig, die folgenden Aspekte des **aktuellen Leidens** zu erfassen:

Welche Informationen zum jetzigen Leiden sollten in der Regel abgeklärt werden?

1. den Anlass zur Konsultation bzw. Hospitalisation
2. den Beginn der Störung
3. auslösende Ereignisse
4. allfällige chronische Belastungssituationen
5. den Verlauf der Störung
6. die Folgen auf die Arbeitsfähigkeit
7. die Auswirkungen auf soziale Beziehungen
8. die Art der evtl. vorausgegangenen Behandlung bzw. Medikation

Daneben ergeben sich weitere Fragen und Abklärungen, die sich nach der Verdachtsdiagnose richten. So wird man z.B. bei Hinweisen auf ein amnestisches Syndrom gezielt das Gedächtnis prüfen oder bei Symptomen, die eine Depression vermuten lassen, nach Schlafstörungen, Appetitveränderungen, Energiemangel, Müdigkeit usw. fragen.

Was ist bezüglich der früheren psychiatrischen Anamnese von Interesse?

Frühere psychiatrische Anamnese: Nach Erfassen des aktuellen Leidens kann zur Frage übergeleitet werden, ob ähnliche (oder andere) psychische Probleme schon früher aufgetreten sind. Dabei ist auch der Zeitpunkt des ersten Auftretens und der bisherige Verlauf dieser Störung zu erheben. Es ist im Weiteren von Bedeutung, die vom Patienten dargestellte Problematik in einen biographischen Gesamtzusammenhang zu stellen. Auch interessiert, wie sich der Patient als Person selber charakterisiert (auch außerhalb des aktuellen Leidens) und wie er seine Problematik erklärt.

Wie wird man am zweckmäßigsten vorgehen, um einen Überblick über die Lebensgeschichte zu erhalten?

Allgemeine Anamnese: Für einen kurzen Überblick über die Lebensgeschichte des Patienten lohnt es sich, chronologisch vorzugehen. Man beginnt mit Fragen zur frühen Kindheit, fährt fort mit der Schulzeit und der Berufsbildung etc. Die Beziehung zu Eltern, Partnern, Kindern sowie anderen wichtigen Personen wird ebenfalls geklärt. Es ist wichtig, das allfällige Vorliegen psychischer Störungen (wie Depressionen, Manien, Schizophrenien, Suchterkrankungen oder Demenzen) in der Familie zu erfragen. Ferner sind somatische Krankheiten, soweit sie für den Patienten einschneidende Erlebnisse darstellen oder sein aktuelles Leiden mit beeinflussen könnten, in der allgemeinen Anamnese zu erfassen.

2.3 Psychopathologie im Dialog

Was ist die Bedeutung von psychopathologischen Befunden?

Die Zuordnung des veränderten Erlebens und Verhaltens eines Patienten zu psychopathologischen Begriffen soll dessen Leiden nicht schematisieren, sondern einer «gemeinsamen Sprache» sowie der Diskussion, Forschung und Dokumentation dienen.

Nach welchen elementaren psychischen Funktionsbereichen wird der psychopathologische Befund eingeteilt?

In der Psychiatrie wird der psychopathologische Befund nach elementaren psychischen Funktionsbereichen geordnet. Diese Funktionsbereiche, die nicht voneinander unabhängig sind, werden wie folgt eingeteilt:

1. Bewusstseinslage
2. Orientierung
3. Gedächtnis
4. Aufmerksamkeit, Konzentration und Auffassung
5. Wahrnehmung
6. Denken
7. Ich-Bewusstsein
8. Affekt
9. Antrieb

10. Psychomotorik
11. Psychobiologischer Bereich (Vegetativum, Sexualität, Schlaf und Appetit)
12. Intelligenz

Bei der Niederschrift des psychopathologischen Befundes ist es empfehlenswert, sich an eine bestimmte, z. B. die oben aufgeführte, Reihenfolge zu halten. Eine ähnliche Systematik wird auch vom weit verbreiteten Dokumentationssystem der AMDP (Arbeitsgemeinschaft für Methodik und Dokumentation in der Psychiatrie) vertreten. In einem von der AMDP herausgegebenen Manual werden die einzelnen psychopathologischen Symptome definiert.

Was ist bei der Dokumentation der psychopathologischen Befunde zu empfehlen?

Die Erhebung des psychopathologischen Befundes erfolgt im Gespräch, wobei die Kunst der Gesprächsführung darin besteht, den Patienten möglichst frei und in seinen eigenen Worten berichten zu lassen und nur dort gezielt nachzufragen, wo Klärungsbedarf besteht. Am Ende eines Gespräches können unbesprochene Lebens- und Funktionsbereiche thematisiert werden. Um wichtige Probleme nicht zu verpassen, empfiehlt sich insbesondere das routinemäßige Erfragen von Ängsten und Zwängen, von sexuellen Problemen, von Medikamenten- oder Drogengebrauch sowie von Selbstverletzungen und Suizidgedanken.

Worin besteht die Kunst der Gesprächsführung beim Erheben des psychopathologischen Befundes?

Zu erwähnen bleibt, dass zur psychiatrischen Untersuchung – v. a. bei der Hospitalisation – meist auch die körperliche Untersuchung gehört. Bei akuten Zustandsbildern mit häufig somatischer Ursache (z. B. Bewusstseinsverminderung, Delir, neu aufgetretene akute psychotische Zustände, hervorstechende neurologische Symptomatik) ist eine sofortige somatische Abklärung unabdingbar.

Bei welchen Zustandsbildern ist eine sofortige somatische Abklärung angezeigt?

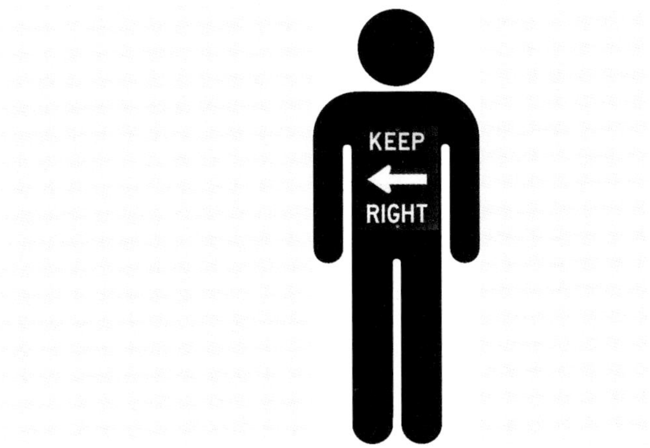

3 Übersicht über psychopathologische Symptome[3]

3.1 Bewusstseinsstörungen

In der klinischen Alltagspraxis wird Bewusstsein in der Regel gleichgesetzt mit dem Wachheitszustand und der Fähigkeit eines Patienten, sowohl seine Umwelt als auch andere Personen wahrzunehmen und mit diesen in Kontakt zu treten und zu kommunizieren (was normalerweise Wachheit impliziert).

Eine andere Definition des Bewusstseins stellt die subjektive Erfahrung in den Vordergrund: Bewusstsein meint das Wissen um sich selbst und seine Welt.

Die wichtigsten Dimensionen des Bewusstseins sind das Wachsein ***(Vigilanz)*** und die Klarheit ***(Luzidität)***. Das Bewusstsein kann quantitativ (im Sinne eines verminderten Wachseins) und qualitativ (im Sinne einer veränderten Bewusstseinsklarheit) beeinträchtigt sein.

Wie werden Bewusstseinsstörungen quantitativ eingeteilt?

Quantitative Bewusstseinsstörungen (Kontinuum von 1 bis 4):

1. **Wachheit**

3 Dieses Kapitel wurde unter Mitwirkung von Dr. med. J.-P. Bader (PUK Zürich) und Prof. Dr. med. J. Modestin (PUK Zürich) geschrieben.

2. **Somnolenz:** Der Patient schläft wiederholt ein, falls er nicht aktiv stimuliert wird;
3. **Sopor** (engl.: stupor!): Der Patient ist nur durch wiederholte und starke äußere Reize vorübergehend und unvollständig weckbar; Sopor ist Ausdruck einer ausgeprägten Hirnfunktionsstörung;
4. **Koma:** Der Patient ist bewusstlos, reagiert nicht auf starke (z.B. schmerzhafte) Reize und hält die Augen geschlossen (evtl. nicht im Coma vigile).

Die Beurteilung eines Mentalstatus ist wegen der verminderten Aufnahmefähigkeit eines Patienten bereits im Zustand der Somnolenz nur bedingt möglich.

Was ist der Unterschied zwischen Bewusstseinseinengung und Bewusstseinstrübung?

Qualitative Bewusstseinsstörungen: Die ***Bewusstseinseinengung*** entspricht einer traumhaften Veränderung des Bewusstseins mit starker Ausrichtung auf bestimmte Erlebnisinhalte und verminderter Ansprechbarkeit auf Außenreize. Sie kommt als ***Dämmerzustand*** vor bei Epilepsie, pathologischem Rausch, Hirntraumen, Zirkulationsstörungen, aber auch bei Schreck, Schock und Panik. Die ***Bewusstseinstrübung*** ist ein typisches Merkmal des Delirs. Die Umgebung wird dabei nicht mehr klar wahrgenommen und die Aufmerksamkeit ist stark eingeschränkt.

Wann können Zustände von «Bewusstseinserweiterung» erlebt werden?

«***Bewusstseinserweiterung***» als Gefühl gesteigerten Erlebens und erweiterter Wahrnehmung kann unter Einfluss von halluzinogenen Drogen (LSD, Mescalin, Haschisch etc.) oder Stimulantien (z.B. Amphetamine), bei Meditation, gelegentlich in einer Manie oder zu Beginn einer Schizophrenie vorkommen.

3.2 Orientierungsstörungen

Welche Arten von Orientierungsstörungen gibt es?

Zeitliche Desorientiertheit: Unfähigkeit, das aktuelle Datum (Tag, Monat und Jahr), den Wochentag, die Jahreszeit und/oder die Tageszeit anzugeben.

Örtliche Desorientiertheit: Der Patient weiß nicht, wo er sich gerade befindet.

Desorientiertheit zur Person: Die aktuelle lebensgeschichtliche Situation der eigenen Person (z.B. Name, Wohnort oder Alter) kann nicht angeben werden.

Situative Desorientiertheit: Der Patient kann die gegenwärtige Situation in ihrer Bedeutung für die eigene Person nicht erfassen (z.B. als Patient im Spital zu sein).

Desorientiertheit geht meist mit Gedächtnisstörungen einher (z.B. bei Demenz und Delir). Bei psychotischen Störungen kann es im Zusammenhang mit dem wahnhaften Erleben zu scheinbarer Desorientiertheit kommen, indem sich der Patient evtl. an einem anderen Ort und/oder in einer anderen Zeit glaubt.

Bei welchen Störungen tritt Desorientiertheit als typisches Symptom auf?

3.3 Gedächtnisstörungen

Die Bildung von Gedächtnis vollzieht sich über die folgenden Stufen der Informationsverarbeitung: Informationsaufnahme, Einspeicherung, Konsolidierung, Ablagerung und Abruf.

Man unterscheidet üblicherweise zwei Phasen oder Komponenten des Neugedächtnisses:

Was sind die Hauptunterschiede zwischen Kurzzeit- und Langzeitgedächtnis?

1. **Kurzzeitgedächtnis** (Merkspanne und Arbeitsgedächtnis): Aufnahme einiger Informationen für die Dauer von Sekunden bis Minuten (im Arbeitsspeicher mit begrenzter Aufnahmekapazität).
2. **Langzeitgedächtnis:** Länger andauerndes Erinnerungsvermögen, d.h. hohe zeitliche Stabilität der aufgenommenen Informationen (Langzeitspeicher mit fast unbegrenzter Aufnahmekapazität).

Den Übertragungsvorgang vom Kurz- ins Langzeitgedächtnis bezeichnet man als Konsolidierung.

Wann spricht man von einer Amnesie?

Schwere Störungen der Gedächtnisfunktion werden als **Amnesie** bezeichnet, wenn sie a) nicht auf andere Funktionsbeeinträchtigungen (z.B. Aufmerksamkeitsstörungen) zurückgeführt werden können und b) zu gravierenden Beeinträchtigungen im Alltag führen.

Was ist das amnestische Syndrom?

Störungen des Gedächtnisses sind charakteristische Merkmale bei Delir, Demenz und amnestischem Syndrom. Während bei der Demenz multiple kognitive Defizite und beim Delir sich zusätzliche über Stunden oder Tage entwickelnde, fluktuierende Bewusstseins- und Aufmerksamkeitsstörungen nachweisbar sind, ist das ***amnestische Syndrom*** charakterisiert durch schwere Gedächtnisstörungen ohne weitere ausgeprägte kognitive Einschränkungen.

Wenn sich für die Amnesie ein ursächlich verantwortliches Ereignis oder ein zeitlich eingrenzbarer Erkrankungsbeginn zuordnen lässt, unterscheidet man:

1. ***retrograde Amnesie:*** Gedächtnislucke betrifft Zeitspanne *vor* dem Ereignis, und
2. ***anterograde Amnesie:*** Gedächtnislücke betrifft Zeitspanne *nach* dem Ereignis

Nennen Sie wichtige organische und psychogene Ätiologien amnestischer Syndrome!

Ätiologie amnestischer Syndrome:

1. Organisch: Schädel-Hirn-Trauma, Korsakow-Syndrom, Herpes simplex Encephalitis, Insulte im Versorgungsgebiet der A. cerebri posterior, Hypoxie, Hypoglykämie, transiente globale Amnesie (TGA), Intoxikationen (Alkohol, Benzodiazepine, Barbiturate)

2. Psychogen: In emotionalen Ausnahmezuständen, im Rahmen einer akuten Belastungsreaktion oder posttraumatischen Belastungsstörung («dissoziative Amnesie»).

Weitere Begriffe im Zusammenhang mit Gedächtnisstörungen:

1. ***Paramnesie*** bezeichnet allgemein Erinnerungstäuschung

2. ***Konfabulationen*** sind ungewollte fehlerhafte Gedächtnisproduktionen. Man unterscheidet 2 Formen:

Was ist der Hauptunterschiede zwischen der provozierten und der spontanen Konfabulation?

a) ***provozierte Konfabulationen*** («Verlegenheitskonfabulationen»), entstehen auch bei Gesunden beim Versuch, Informationen aus dem Gedächtnis präziser als tatsächlich gespeichert wiederzugeben.

b) ***spontane Konfabulationen*** haben für den Patienten Realitätswert und können handlungsbestimmend sein. Meist entsprechen sie Intrusionen früherer Gedächtnisinhalte in den aktuellen Gedankenstrom. Sie treten immer im Kontext einer schweren Gedächtnisstörung, sowie zeitlicher und situativer Desorientierung auf. Zudem verneinen die Betroffenen im Allgemeinen, eine Gedächtnisstörung zu haben.

Wie können Gedächtnisfunktionen geprüft werden?

Zur Prüfung auf Störungen der Gedächtnisfunktionen: Die zeitliche und örtliche Orientierung gibt wichtige erste Hinweise auf das Vorliegen einer Gedächtnisstörung. Eine gezielte Prüfung soll begründet und nach Instruktion des Patienten, dass eine Gedächtnisprüfung durchgeführt wird, erfolgen. Eine orientierende Prüfung der Gedächtnisfunktionen kann z. B. erfolgen, indem man dem Patienten 4 Wörter unmittelbar nachsprechen lässt (und sie nach einigen Minuten nochmals prüft). Im Normalfall sollten bis zu einem Alter von 60 Jahren drei von diesen vier Wörtern nach 10 min. erinnert werden können (Langzeitgedächtnis).

3.4 Aufmerksamkeits- und Konzentrationsstörungen

Unter dem Begriff Aufmerksamkeit werden Prozesse zusammengefasst, die es einem Individuum erlauben, sich auf relevante Reize und kognitive Operationen auszurichten, während irrelevante gleichzeitig ignoriert werden. Aufmerksamkeit ermöglicht es auch, das Interesse auf eine Aufgabe oder Aktivität zu fokussieren und aufrecht zu erhalten ***(Konzentration)***. Es ist die Selektivität, welche Aufmerksamkeit (und Konzentration) von ***Vigilanz*** unterscheidet. Vigilanz bezieht sich auf einen basalen Aspekt der Wachheit (s.o.), welcher es einem Individuum erlaubt, nicht selektiv auf Umgebungsreize allgemein zu reagieren.

3.5 Wahrnehmungsstörungen

Die Wahrnehmung setzt sich nicht einfach aus einzelnen Sinneseindrücken zusammen, sondern stellt den Gestaltungsprozess dar, der die verschiedenen Sinneseindrücke integriert. Es gibt deshalb nicht *die* einzig richtige Wahrnehmung. Wir bezeichnen als Realität, was verschiedene Menschen in gleicher Weise – d.h. nach dem gleichen Gestaltungsprinzip – übereinstimmend wahrnehmen.

Die Wahrnehmungsintensität kann ***gesteigert*** (z.B. unter Halluzinogenen) oder ***vermindert*** (z.B. bei Depressionen) sein. Die räumliche Wahrnehmung kann verzerrt sein. So können Gestalten z.B. vergrößert ***(Makropsie)*** oder verkleinert ***(Mikropsie)*** wahrgenommen werden.

Halluzinationen (Sinnestäuschungen) sind Sinneseindrücke, welche von anderen Menschen nicht bestätigt werden können. Die ***akustische Halluzination*** (das Hören von Stimmen, Tönen oder Geräuschen, ohne dass ein Anwesender spricht) ist die häufigste Form der Halluzinationen. Stimmen können als Kommentare, Befehle oder Gespräche wahrgenommen werden. Von ***Gedankenlautwerden*** wird gesprochen, wenn der Patient seine eigenen Gedanken hört.

Was sind Halluzinationen? Welche Form der Halluzinationen kommt besonders häufig vor?

Weniger häufig sind ***optische Halluzinationen*** (z.B. Lichter, Gesichter, szenische Visionen). Von ***Körperhalluzinationen*** spricht man, wenn sich Patienten in Form einer köperlich erlebten Wahrnehmungstäuschung z.B. berührt, elektrisiert oder bestrahlt fühlen. Auch ***Geruchs- und Geschmackshalluzinationen*** können vorkommen.

Was für Arten von Halluzinationen können unterschieden werden?

Stimmenhören tritt als charakteristisches Symptom einer schizophrenen Erkrankung auf. Bei verminderten Sinnesreizen (sensorische Deprivation, z.B. bei vollkommener Dunkelheit und Ruhe) und in bestimmten Situationen können Halluzinationen auch bei Gesunden auftreten (vor allem beim Einschlafen und Aufwachen).

Für welche psychische Störung ist Stimmenhören charakteristisch?

Pseudohalluzinationen unterscheiden sich von Halluzinationen dadurch, dass sie eher bildhafte Erlebnisse darstellen. Sie wirken wie plastische Vorstellungen. Patienten mit Pseudohalluzinationen sind sich des Vorstellungscharakters ihrer veränderten Wahrnehmungen bewusst.

Was ist eine Pseudohalluzination?

Was versteht man unter einer Illusion?

Illusionen sind Verkennungen von real existierenden, aber undeutlich wahrgenommenen Objekten, z.B. ein Busch, der im Dunkeln für eine lauernde Gestalt gehalten wird. Illusionen kommen, besonders bei Ermüdung, auch bei Gesunden vor. Darüber hinaus können sie verstärkt u.a. beim Delir und bei akuten psychotischen Störungen auftreten.

«Déjà vu»- und «Jamais vu»-Erlebnisse: Diese Eindrücke vermeintlicher Vertrautheit oder Fremdheit sind in der Regel diagnostisch unspezifisch.

3.6 Denkstörungen

Was ist bei der Beurteilung des Denkens zu berücksichtigen?

Denken entspricht einem Ordnen von Begebenheiten, die uns selbst und die Welt betreffen. Die Untersuchung des Denkens erfolgt im Gespräch. Dabei ist zu berücksichtigen, dass auch die Gesprächsführung bzw. der Kontext des Gesprächs die Äußerungen des Patienten mit beeinflusst. «Denkstörungen» sind in der Regel keine isolierten Funktionsstörungen, sondern Ausdruck vielschichtiger Veränderungen eines Menschen.

3.6.1 Formale Denkstörungen

Was versteht man unter formalen Denkstörungen?

Bei den formalen Denkstörungen handelt es sich um Veränderungen der Geschwindigkeit, des Zusammenhangs und der Stringenz des Gedankenablaufs.

Verlangsamtes Denken und auf wenige Inhalte ***eingeengtes Denken*** werden typischerweise bei Depressiven beobachtet.

Bei welcher Störung kommen meist Ideenflucht und Logorrhoe vor?

Umgekehrt kann ein Denken ***ideenflüchtig*** wirken, wenn die Gedanken fortwährend auf Nebenthemen abschweifen. Bei ***Logorrhoe*** liegt ein Rededrang vor. Bei ***Gedankendrängen*** fühlt sich der Patient einem übertriebenen Ansturm von immer neuen Gedanken ausgeliefert. Alle diese Symptome eines beschleunigten Denkens kommen häufig bei Manien vor.

Was versteht man unter Inkohärenz?

Bei ***Inkohärenz bzw. Zerfahrenheit*** besteht eine Lockerung des Gedankenganges im Sinne eines unzusammenhängenden Denkens. Dadurch werden die Äußerungen des Patienten schwer bis unverständlich. Sie verlieren für den Untersucher ihren logischen Sinn. Inkohärenz findet sich häufig bei Schizophreniekranken.

Von ***Daneben- oder Vorbeireden*** spricht man, wenn der Patient auf eine Frage eine zusammenhangslose Antwort gibt.

Bei der ***Sperrung*** bricht ein begonnener Gedankenfluss plötzlich ab, der Patient hält in seiner Mitteilung inne. Von ***Gedankenabreißen*** spricht man dann, wenn dem Patienten die Unterbrechung des Gedankenflusses selbst bewusst wird. Beide Symptome treten vornehmlich bei Schizophreniekranken auf. Die Patienten versuchen dabei manchmal, ihr Erleben zu erklären, indem sie z. B. annehmen, die Unterbrechung werde von außen manipuliert.

Bei welcher Störung kommt es häufig zu Sperrung und Gedankenabreißen?

Bei ***umständlichem Denken*** geht die Besinnung auf das Wesentliche verloren. Das Denken kann sich in unwichtigen Einzelheiten verlieren, wird **weitschweifig** durch weit ausholende Gedankengänge. Wichtiges und Nebensächliches werden nicht unterschieden. Umständliches und weitschweifendes Denken kommen meist zusammen bei organischen psychischen Störungen vor.

Perseveration meint inhaltlich das Haften an einem Thema, so dass immer wieder die gleichen Gedanken wiederholt werden. Perseveration kann bei Depressionen, Zwangsstörungen und organischen psychischen Störungen, aber auch bei Gesunden (z. B. bei Schlaflosigkeit in sorgenreicher Zeit) vorkommen.

Was meint Perseveration?

Bei ***Mutismus*** spricht der Patient nicht, obwohl keine organische Störung der Sprache vorliegt. Mutismus kann bei Schizophreniekranken, aber auch bei schwerer Depression und nach Schockerlebnissen auftreten.

Was versteht man unter Mutismus?

3.6.2 Inhaltliche Denkstörungen (v. a. Wahn)

Unter inhaltlichen Denkstörungen versteht man verschiedene Formen wahngeprägter Äußerungen. Als ***Wahn*** bezeichnet man eine unkorrigierbare Beurteilung der Realität, die der Erfahrung und Überzeugung anderer Menschen widerspricht. Wahn ist also nach C. Scharfetter eher eine persönliche, starre Überzeugung als ein inhaltlich falsches Denken. Gerade deshalb bleibt ein Wahn gegenüber anders lautenden Argumenten so schwer zugänglich. An der besonderen privaten Überzeugung des Wahns wird festgehalten, auch wenn diese wahnhafte Überzeugung im Widerspruch zur eigenen Vorerfahrung und zur Erfahrung der Mitmenschen bzw. zur kollektiv angenommenen «Realität» steht. Dabei ist der Wahninhalt nicht durch den soziokulturellen Hintergrund erklärbar (im Gegensatz zum «Aberglauben»).

Was versteht man unter Wahn?

Die wahnhafte Überzeugung kann plötzlich da sein – man spricht dann von ***Wahneinfall*** – oder sich allmählich aus einer ***Wahnstimmung*** heraus entwickeln. Mit Wahnstimmung ist eine besondere Atmosphäre des Erwartungsvollen, des «es ist etwas los» gemeint. Am häufigsten ist diese Stimmung durch Unheimlichkeit, Misstrauen, Erschüttertsein,

Wann spricht man von Wahneinfall?

Was versteht man unter Wahnstimmung?

Bedrohung, seltener auch durch Euphorie geprägt. Wahnstimmung wird vor allem initial bei akuten psychotischen Störungen beobachtet. Der Wahneinfall ist häufig flüchtig, der Wahn von Dauer.

Wann spricht man von systematisiertem Wahn?

Bei ***Wahnwahrnehmung*** erhalten bestimmte Wahrnehmungen eine abnorme Bedeutung. Ein Beispiel: Ein Patient hört das Telefon klingeln und sagt, dies bedeute, dass er nun von jemandem abgeholt werde. Von ***systematisiertem Wahn*** spricht man, wenn ein logisch aufgebautes Wahngebäude besteht, von ***bizarrem Wahn,*** wenn die Vorstellung in jeglicher Beziehung vollkommen absurd erscheint.

Was ist der Unterschied zwischen synthymem und dysthymem Wahn?

Wahnvorstellungen können nach ihrem Inhalt unterschieden werden, z.B. Beziehungs-, Verfolgungs-, Eifersuchts-, Sendungs-, Schuld-, Verarmungs-, hypochondrischer und Größenwahn. Bei ***synthymem*** Wahn passen die Wahnideen zur vorhandenen Gestimmtheit (depressiv oder manisch). Beim ***dysthymen*** Wahn besteht keine Übereinstimmung zum affektiven Syndrom.

Bei welchen psychischen Störungen können Wahnideen auftreten?

Wahn kommt bei verschiedenen psychischen Krankheiten wie organischen Psychosen, Depressionen und Manie vor, er ist also keineswegs spezifisch für eine schizophrene Störung. Grundsätzlich ist jeder Mensch wahnfähig, beispielsweise bei unerträglicher Selbstkränkung oder unter Halluzinogeneinfluss.

Bei affektiven Störungen kommen oft unangemessene Schuld-, Insuffizienz-, Verarmungs-, hypochondrische und Größenideen vor, die noch nicht einer unkorrigierbaren, wahnhaften Überzeugung entsprechen.

3.7 Ich-Störungen

Zu dieser diagnostischen Kategorie gehören Störungen, bei denen das Bewusstsein seiner selbst – die Ich-Haftigkeit des eigenen Erlebens in Beziehung zur Umwelt und den Mitmenschen – in Frage gestellt wird.

Was sind Beispiele für Ich-Störungen?

Gedankenausbreitung (Annahme, dass die eigenen Gedanken anderen bekannt werden), ***Gedankenentzug*** (Annahme, dass die eigenen Gedanken von außen weggenommen werden) und ***Gedankeneingebung*** (Annahme, dass die eigenen Gedanken von anderen gemacht bzw. gesteuert werden) sind Überzeugungen, die häufig bei Menschen mit einer schizophrenen Erkrankung vorkommen.

Bei ***Derealisation*** erscheint die Umgebung unwirklich, wie verschleiert, oder unvertraut bzw. räumlich verändert. Bei ***Depersonalisation*** wird die eigene Person (oder Teile von ihr, wie ein Körperteil) als fremd wahrgenommen. Solche Entfremdungserlebnisse sind nicht störungsspezifisch. Sie können unter besonderen Umständen bei Gesunden (z.B. bei Erschöpfung oder Isolation) sowie bei den meisten psychischen Störungen auftreten.

3.8 Störungen im affektiven Bereich

Affekte, Emotionen oder Gefühle, die hier als synonyme Begriffe behandelt werden, sind lebensnotwendig (z. B. Angst als Signal für eine immanente Gefahr). Affekte können aber in extremer Ausprägung einen Leidenszustand oder eine Beeinträchtigung bedingen. Dies gilt sowohl für so genannte negative Affekte (z. B. Trauer, Angst, Gereiztheit) wie für so genannte positive Affekte (z. B. Freude, Beglücktheit).

Wann können affektive Äußerungen als inadäquat interpretiert werden?

Besondere Störungen stellen ***Affektarmut*** (Mangel an Gefühlen), ***Affektstarre*** (Unfähigkeit, Gefühle zu variieren), ***Affektlabilität*** (schneller Stimmungswechsel) und ***Affektinkontinenz*** (überschießende Affektreaktionen auf geringen Anlass) dar. Hier sind die Gefühle desorganisiert und dem Menschen in seiner Auseinandersetzung mit der Umwelt nicht in gewohnter Weise hilfreich. Oft liegt einer solchen mangelnden Affektsteuerung (insbesondere der Affektlabilität und Affektinkontinenz) eine organische Erkrankung zugrunde.

Was versteht man unter Affektlabilität und Affektinkontinenz?

Ambivalenz meint das Nebeneinander von positiven und negativen Gefühlen. Solange Ambivalenz kein krankhaftes Ausmaß annimmt, kann es einem abwägenden Verhalten dienlich sein.

Was versteht man unter Ambivalenz?

Gesteigerte oder verminderte (negative oder positive) Affekte kommen bei fast allen psychiatrischen Krankheiten vor:

Bedrücktheit, Freudlosigkeit und **Hoffnungslosigkeit** sind zentrale Symptome der Depression.

Attackenweise auftretende Angst charakterisiert die Panikstörung. **Anhaltend vorhandene Angst** ist ein zentrales Merkmal der generalisierten Angststörung. Bei Phobien bezieht sich die Angst bzw. Furcht auf bestimmte Objekte oder Situationen. Angst ist auch bei anderen Störungen ein wichtiges Symptom. Depressive und schizophrene Patienten leiden oft unter starker Angst.

Bei welcher Störung tritt attackenweise Angst auf?
Was versteht man unter einer Phobie?

Gehobene Stimmung, Euphorie mit Enthemmung und Antriebssteigerung kann im Extremfall zu kritiklosem und äußerst raschem Handeln führen. Dies ist bei der Manie der Fall, kommt aber auch unter Drogeneinfluss und seltener bei organischen psychischen Störungen vor. Auch übermäßige ***Gereiztheit*** tritt häufig bei Manie auf und kann dort gar das auffälligste affektive Symptom sein.

Bei welcher Störung treten oft Euphorie und Gereiztheit auf?

Affektive Inadäquatheit (Parathymie) als Nichtübereinstimmen von Gedankeninhalt und begleitendem Affekt findet sich oft bei Schizophreniekranken, kann aber auch bei nichtpsychotischen Störungen auftreten.

Was versteht man unter Parathymie?

Angst geht oft mit Zwangssymptomen einher. Die sog. Zwangsgedanken sind in der Regel Befürchtungen, auf die Zwangskranke abwehrend mit Zwangshandlungen reagieren.

Was sind Beispiele von Zwangssymptomen?

Zwangssymptome: ***Zwangsgedanken*** (z.B. die Angst, infiziert zu werden oder etwas zu verlieren) und ***Zwangshandlungen*** (z.B. Waschzwang, Kontrollzwang) sind die Hauptsymptome der Zwangsstörung, werden aber auch bei Depressiven und Schizophreniekranken beobachtet.

3.9 Antriebsstörungen

Wann kann von Antriebsverminderung gesprochen werden?

Als Antrieb versteht man die Grundaktivität eines Menschen. Der Antrieb ist nicht zielgerichtet, sondern eine Art «Lebendigkeit» oder «Vitalität». ***Antriebsverminderung*** äußert sich in mangelnder Initiative, eingeschränktem verbalen Ausdruck, reduziertem Verhalten. Depressive Menschen erleben ihren Antrieb oft als gebremst oder blockiert. Man spricht dann auch von ***Antriebshemmung***.

Bei ***Antriebssteigerung*** äußert sich die vermehrte Aktivität des Patienten in größerer Lebhaftigkeit, in raschem Redefluss, in zahlreichen Plänen bis hin zur Umtriebigkeit bzw. Erregung. Charakteristisch ist die Antriebssteigerung bei Manien, aber auch unter Psychostimulantieneinfluss.

3.10 Psychomotorische Störungen

Weshalb sind psychomotorische Veränderungen von großer Bedeutung in der Psychiatrie?

Der Mensch zeigt seine Befindlichkeit vor allem psychomotorisch. Psychische Veränderungen gehen deshalb häufig mit einem veränderten Bewegungs- und Ausdrucksmuster einher, sowohl in **quantitativer** (Verlangsamung und Agitiertheit) wie **qualitativer** Hinsicht (Parakinesen).

Verlangsamung: Der Patient bewegt sich nur wenig. Die Bewegungsabläufe selbst sind verlangsamt, Gestik und Mimik eingeschränkt. Verlangsamung kommt häufig bei Depressionen vor, weniger typisch bei Demenzen und Schizophrenien mit Negativsymptomatik.

Agitiertheit meint eine anhaltende Bewegungsunruhe. Sie wird von den Betroffenen selbst oft als unangenehm empfunden. Agitiertheit kommt häufig bei affektiven Erkrankungen vor. Manische Personen sind agitiert, weil sie ihre Angetriebenheit nicht unter Kontrolle bringen. Depressive Menschen leiden manchmal unter Agitiertheit infolge innerer Angst und Unruhe.

Parakinesen beschreibt als Überbegriff Bewegungsabläufe und Haltungen, die nicht der Norm entsprechen. Das Wiederholen von gleichartigen Bewegungen wird als ***Stereotypie*** bezeichnet. Bei ***Echopraxie*** werden Bewegungen anderer Personen imitiert. ***Maniriertheit*** bezeichnet das Ausführen gekünstelt wirkender Bewegungen. Von ***Negativismus*** wird gesprochen, wenn der Patient dem Verlangten systematisch entgegenhandelt. Von ***Katalepsie*** spricht man, wenn der Patient in einer einmal eingenommenen, meist unnatürlichen Körperhaltung über längere Zeit verharrt.

Was bedeutet der Begriff Parakinesen?

Als ***Stupor*** wird die völlige Bewegungslosigkeit bzw. körperliche Erstarrung (ohne neurologische Ursache) bezeichnet. Stupor geht meist mit Mutismus einher und kann bei Schizophrenien (katatoner Stupor), schweren Depressionen, organischen psychischen Störungen sowie schwerem Schock oder Schreck auftreten.

Was versteht man unter Stupor?

Alle beschriebenen Bewegungsstörungen können bei verschiedenen psychischen Störungen auftreten, besonders häufig bei Schizophrenien.

3.11 Störungen im psychobiologischen Bereich (vegetative Funktionen, Sexualität, Schlaf, Appetit)

Schlafstörungen: *Insomnien* können eingeteilt werden in: **Einschlafstörungen, Durchschlafstörungen** und **frühes Erwachen** am Morgen. Als ***Hypersomnien*** bezeichnet man Einschlafneigung während des Tages, verlängerte Schlafdauer und auffällig verlängerte Aufwachphase am Morgen. Schlafstörungen, insbesondere Insomnien, kommen oft bei Depressionen vor. Bei Manien kann die Schlafdauer vermindert sein, was jedoch meist nicht als störend, sondern sogar als erwünscht empfunden wird. Als ***Parasomnien*** bezeichnet man qualitative Schlafveränderungen wie Auftreten von Alpträumen oder Schlafwandeln.

Wie können Schlafstörungen eingeteilt werden?

Bei welcher Störung sind Schlaf-, Appetit- sowie Libidoverminderung oft kombiniert?

Appetit- und Gewichtsveränderungen sind bei Essstörungen charakteristisch. Bei Depressionen besteht häufig ein ***Appetitverlust,*** der auch mit Gewichtsabnahme einhergehen kann.

Libidoverminderung und sexuelle Dysfunktionen sind zentrale Symptome bei sexuellen Funktionsstörungen und kommen häufig bei Depressionen vor.

Auffällige Ausprägung der Tagesperiodik: Ein ***Morgentief*** tritt charakteristisch bei schweren Depressionen auf. Abendliche Stimmungsverschlechterungen finden sich demgegenüber bei atypischen Depressionen oder depressiven Anpassungsstörungen. Die meisten Menschen weisen aber physiologischerweise leichte zirkadiane Stimmungsschwankungen auf.

Was sind zirkadiane Stimmungsschwankungen?

Andere körperliche Störungen: Als Begleitreaktion psychischer Störungen treten häufig somatische Beschwerden auf, z.B. Kopfschmerzen, Atembeschwerden, gastrointestinale Beschwerden etc. Diese Beschwerden sind aber unspezifisch, so dass immer auch eine somatische Erkrankung auszuschließen ist.

3.12 Weitere umschriebene Symptome

Suizidalität ist bei psychisch erkrankten Menschen häufig. Sie ist Zeichen einer sehr schmerzhaft erlebten Lebensrealität der betroffenen Menschen, die in eine Hoffnungs- und Perspektivlosigkeit ausmündet.

Fremdaggression: Aggressionen gegen andere Menschen finden sich gehäuft bei Suchtkranken (während der Intoxikation oder des Entzugs) sowie bei Psychosekranken aus dem manischen, schizophrenen oder organischen Formenkreis und bei Borderline- und dissozialen Persönlichkeitsstörungen.

Was versteht man unter Automutilation?

Selbstverletzungen (Automutilationen) ohne offenkundigen Willen, sich das Leben zu nehmen, fügen sich vor allem Menschen mit einer Persönlichkeitsstörung, aber auch Psychosekranke zu. Die Betroffenen können damit versuchen, eine innere Spannung loszuwerden, von seelischem Schmerz abzulenken (durch Zufügen von körperlichem Schmerz) oder ihre Umwelt zu beeinflussen. Die häufigsten Selbstverletzungen sind Schneiden (mit Messer oder Rasierklinge), Brennen (mit Zigarette), Kratzen und Haare ausreißen.

3.13 Symptom, Syndrom, Nosologie

Kann bei Vorliegen eines bestimmten Syndroms automatisch auf eine spezifische Krankheitsursache geschlossen werden?

Wann kommt dem Vorliegen psychopathologischer Symptome eine krankhafte Bedeutung zu?

Was sind die häufigsten Syndromdiagnosen in der Psychiatrie?

Psychopathologische Symptome sind die kleinsten beschreibbaren Untersuchungseinheiten. Allein aufgrund isolierter Symptome lässt sich aber keine psychiatrische Störung diagnostizieren. Einzelne Symptome, selbst Halluzinationen, können auch bei Gesunden vorkommen. Eine Krankheit liegt erst dann vor, wenn die Symptome genug häufig und über eine hinreichend lange Dauer auftreten, sowie den Betroffenen selbst und/oder dessen soziale Umgebung belasten.

Symptome haben einen größeren diagnostischen Wert, wenn sie in einer bestimmten Konstellation (im Verband) auftreten. Solche Symptomverbände nennt man Syndrome. Ein ***Syndrom*** ist also eine erscheinungsbildlich typische Symptomkonstellation. **Tabelle 1** gibt einen Überblick über die wichtigsten Syndromdiagnosen in der Psychiatrie (zusammen mit den zugehörigen auffälligsten psychopathologischen Befunden und deren Vorkommen).

Tabelle 1: Psychiatrische Syndrome

Syndrom	Auffallende psychopathologische Befunde	Vorkommen
Delirantes Syndrom (Delir)	Bewusstseinstrübung, meist Desorientiertheit, Kurzzeitgedächtnis beeinträchtigt, optische Halluzinationen und Illusionen, inkohärentes Denken und flüchtige Wahnideen	Intoxikationen, Entzugssyndrome, Hirnverletzungen, organische Psychosen
Dementielles Syndrom (Demenz)	Desorientiertheit, allgemeine Gedächtnisstörungen, Störungen von Auffassung und Denkvermögen, Denkverarmung, Affektlabilität und Affektinkontinenz	vaskuläre Demenz, Alzheimer-, Pick-, Creutzfeldt-Jakob-, Huntington- und Parkinson-Krankheit, andere organisch bedingte Störungen
Amnestisches Syndrom (Korsakow-Syndrom)	Kurz- und Langzeitgedächtnisstörungen bei prämorbid intaktem Gedächtnis, Desorientiertheit, Konfabulationen	chronischer Alkoholismus, Wernicke-Enzephalopathie
Paranoid-halluzinatorisches Syndrom	Halluzinationen (z.B. akustische), Wahnideen, evtl. formale Denkstörungen, Stimmung oft ängstlich, misstrauisch, seltener gehoben/entrückt	Schizophrenien, organisch bedingte Störungen, substanzinduzierte Störungen (z.B. Alkohol-Halluzinose)
Katatones Syndrom	Störungen des Antriebs und der Psychomotorik (Stupor oder Erregung, Stereotypien)	Schizophrenien, organisch bedingte Störungen
Depressives Syndrom	Stimmung bedrückt, hoffnungslos und ängstlich, Denkhemmung, evtl. (synthyme) Wahnideen, psychomotorische Verlangsamung, Antriebslosigkeit, vegetative Symptome	depressive Episode, organisch bedingte Depression, bipolare affektive Störung, schizoaffektive Störungen
Manisches Syndrom	Stimmung euphorisch, oft gereizt, Logorrhö, Ideenflucht, Größenideen bis Größenwahn, Antriebssteigerung	manische Episode, bipolare affektive Störung, Intoxikationen, organisch bedingte Störungen, schizoaffektive Störungen

Tabelle 1: Fortsetzung Psychiatrische Syndrome

Syndrom	Auffallende psychopathologische Befunde	Vorkommen
Angst-Syndrom	Stimmung ängstlich und erregt, eingeengtes Wahrnehmungsfeld und Denken, vegetative Symptome	Phobien, Panikstörungen, generalisierte Angststörung, Depressionen, Schizophrenien
Zwangs-Syndrom	Zwangsgedanken und Zwangshandlungen	Zwangsstörung, Depressionen, Schizophrenien, organische Störungen
Entzugs-Syndrom	ängstliche Unruhe, vegetative Symptome	Abhängigkeiten

Aus der **Tabelle 1** geht hervor, dass bei Vorliegen eines bestimmten Syndroms nicht auf eine spezifische Krankheitsursache geschlossen werden kann. So kann z. B. bei einem dementiellen Syndrom eine Gefäßerkrankung, ein degenerativer Hirnprozess oder eine Infektionserkrankung etc. vorliegen. Erst die Zuordnung eines bestimmten Syndroms (z. B. dementielles Syndrom) zu anderen Befunden (z. B. körperlichen, wie multiplen Herden im CT) und die Berücksichtigung der Zeit- bzw. der anamnestischen Angaben (z. B. Vorgeschichte mit Gefäßerkrankungen und stufenartiger Verschlechterung der geistigen Fähigkeiten über letzte Monate und Jahre) kann die Diagnose (z. B. vaskuläre Demenz) erhärten.

Im diagnostischen Entscheidungsprozess wird somit versucht, Syndromal fassbare Erscheinungsbilder zusammen mit anderen Befunden und anamnestischen Angaben einer nosologisch definierten Krankheitsbezeichnung zuzuordnen. Der Sinn dieser Zuordnung besteht darin, das bestmögliche Vorgehen für Therapie und Prophylaxe begründen zu können.

Weshalb ist die moderne psychiatrische Diagnostik bestrebt, die Krankheitsbilder rein deskriptiv zu charakterisieren?

Generell wird in der Medizin versucht, die Krankheiten nach der Ätiologie einzuteilen. Bei vielen psychiatrischen Erkrankungen sind die ätiologischen Faktoren jedoch noch immer unbekannt oder umstritten. Hier wird die Diagnose im Allgemeinen aufgrund der Symptomatik und des Verlaufs gestellt. Die moderne psychiatrische Diagnostik ist bestrebt, die verschiedenen psychischen Störungen rein deskriptiv nach ihrem Erscheinungsbild zu charakterisieren und verzichtet weitgehend auf hypothetische ursachenorientierte Einteilungsversuche. Dieses Konzept wurde in den beiden verbreiteten Klassifikationen ICD-10 der Weltgesundheitsorganisation und DSM-IV der Amerikanischen Gesellschaft für Psychiatrie umgesetzt.

Was versteht man unter neurotisch?

Die traditionelle Unterscheidung zwischen Neurose und Psychose wurde im Kontext von ICD-10 nicht beibehalten. Der Begriff «**neurotisch**» wird jedoch in Einzelfällen weiterverwendet. Er meint eine abnorme oder konflikthafte (nachvollziehbare) Erlebnisverarbeitung in der biographischen Entwicklung, die nach psychoanalytischer Auffassung auf das Vorliegen eines unbewussten Konfliktes zurückzuführen ist.

Der Ausdruck «**psychotisch**» wird im rein deskriptiven Sinne verwendet und soll das Vorliegen von schweren (insbesondere schwer nachvollziehbaren) Störungen anzeigen, bei welchen zumindest eines der folgenden Symptome vorkommt:

Was bedeutet psychotisch?

1. Wahnideen,
2. Halluzinationen,
3. Zerfahrenheit des Denkens,
4. schwere Störung der Psychomotorik (Katatonie).

Da die ICD-Kriterien zum Teil relativ eng definiert sind, kann es vorkommen, dass ein Patient nicht alle Kriterien einer Störung erfüllt. Hierbei ist dennoch eine sinngemäße Zuordnung zum entsprechenden Krankheitsbegriff vorzunehmen. Im weiteren ermöglicht ICD-10 in vielen Situationen Mehrfachdiagnosen im Sinn der Komorbidität. Einige Kombinationen werden dabei allerdings hierarchisch ausgeschlossen.

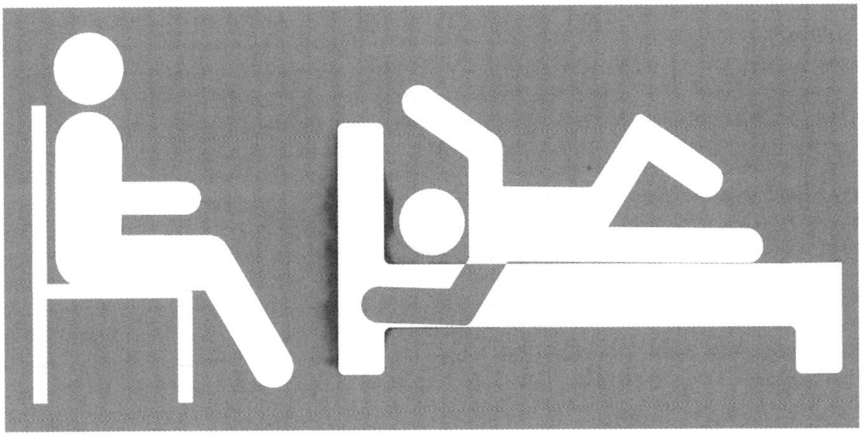

4 Therapie psychischer Störungen[4]

4.1 Allgemeines

Von größter praktischer Bedeutung (als Basis für den Erfolg einer Behandlung) ist eine tragfähige Beziehung zwischen Therapeut und Patient. Zur therapeutischen Grundhaltung gehört es, einen Patienten als Person mit Problemen und Konflikten, aber auch mit Fähigkeiten und Talenten («Ressourcen») zu verstehen und zu akzeptieren versuchen.

Was ist mit einer therapeutischen Grundhaltung des Therapeuten im Umgang mit dem Patienten gemeint?

Die in der Psychiatrie gebräuchlichen Behandlungsmethoden können schematisch in verschiedene Gruppen eingeteilt werden:

1. Psychotherapie
2. Somatische Therapie (v.a. Psychopharmakotherapie)
3. Soziotherapie

In welche Kategorien lassen sich die psychiatrischen Therapieverfahren einteilen?

Angesichts der komplexen Leidensgeschichten psychisch erkrankter Menschen ist sehr oft die Kombination verschiedener Therapie- und Betreuungsformen notwendig. Nicht zu unterschätzen ist insbesondere

4 Dieses Kapitel wurde unter Mitwirkung von Prof. Dr. med. J. Modestin (PUK Zürich), Prof. Dr. med. Dipl.-Psych. W. Rössler (PUK Zürich) und Prof. Dr. med. U. Schnyder (Psych. Pol. Zürich) geschrieben.

auch die Bedeutung von Therapieformen wie Ergotherapie, Physiotherapie, Bewegungs- und Tanztherapie, Musiktherapie, Maltherapie etc. Insbesondere in der Klinik ist der Arzt Teil eines Behandlungsteams, zu dem auch paramedizinische Therapeuten, Pfleger und Sozialberater gehören. Eine – oft unterschätzte – Aufgabe ist dabei die interdisziplinäre Koordination der therapeutischen Bemühungen.

4.2 Psychotherapie

Was versteht man unter Psychotherapie?

Unter Psychotherapie versteht man die Behandlung kranker Menschen mit psychologischen Mitteln durch meist verbale, aber auch nonverbale Kommunikation. Die Wirksamkeit psychotherapeutischer Behandlungen ist heute für viele Verfahren belegt.

Welches sind die drei Hauptrichtungen psychotherapeutischer Verfahren und was sind ihre Merkmale?

Die meisten der heute gebräuchlichen und als wirksam geltenden Psychotherapieverfahren können in die drei nachfolgend beschriebenen Hauptgruppen eingeteilt werden.

1. **Psychoanalytische Verfahren** verstehen sich als ursachenorientierte Behandlungen und sind auf die biographische Entwicklung und die innere Dynamik eines Menschen ausgerichtet. Sie sind meist längerfristig angelegt und können dem Patienten Hilfestellung bei einer grundlegenderen Auseinandersetzung mit seinen Problemen bieten.

2. **Verhaltenstherapien** beschäftigen sich direkt mit den störenden Symptomen und Verhaltensweisen. Dies erleichtert eine Standardisierung und ständige Überprüfung der therapeutischen Verfahren. Dementsprechend führt deren Anwendung auch oft zu relativ rascher Besserung eines umschriebenen Problembereichs (während andere Aspekte des Patienten, die bei der Symptomentstehung vielleicht auch eine Rolle spielen, unbeachtet bleiben können).

3. **Systemisch orientierte Therapien** begreifen den Patienten als Teil eines sozialen Systems (insbesondere einer Paarbeziehung oder Familie). Sie gehen davon aus, dass die Systemdynamik und die spezifische Beziehungsgestaltung großen Einfluss auf das Wohlergehen der betroffenen Personen hat. Die Klärung und Veränderung sich ungünstig auswirkender emotionaler Verstrickungen kann dann zum entscheidenden Element in der Therapie einer psychischen Störung werden. Grundsätzlich wichtig erscheint nach diesem Verständnis der Einbezug der Angehörigen und anderer wichtiger Bezugspersonen in die Behandlung.

In der Praxis zeigt es sich, dass bei einer erfolgreichen und vom Patienten als hilfreich erlebten Behandlung sehr oft Elemente verschiedener Psychotherapieformen gleichzeitig oder abwechselnd angewendet werden. Insbesondere lang andauernde und komplexe Störungen betreffen praktisch alle Lebensbereiche eines Menschen, so dass eine nur auf Teilaspekte ausgerichtete Therapie den Bedürfnissen des Patienten kaum gerecht werden kann. Nicht zu unterschätzen ist auch der positive Beitrag so genannter *«unspezifischer Therapiefaktoren»* wie verständnisvolle Gesprächsführung, entspannte und freundliche Atmosphäre, Zuwendung und Interesse des Therapeuten, Eingehen auf die Anliegen und Probleme der Patienten etc.

Was versteht man unter sog. «unspezifischen Therapiefaktoren»?

Ein spezielles therapeutisches Setting kommt in **Gruppentherapien** zur Anwendung. Über den Austausch der Gruppenmitglieder kann an Aspekten des Verhaltens gearbeitet werden, die den Patienten anderweitig nicht bewusst werden. Eine Gruppe ermöglicht zudem zusätzliche Erlebnisqualitäten, z.B. das Teilen ähnlicher Probleme mit anderen Menschen oder das gemeinsame Finden von Lösungen. Gruppentherapien können nach verschiedenen Therapieverfahren ausgerichtet sein (z.B. psychoanalytisch, verhaltensorientiert etc.).

Was können Vorteile einer Gruppentherapie sein?

4.2.1 Psychoanalyse und psychoanalytisch orientierte Therapien

Die Psychoanalyse wurde um die Jahrhundertwende durch Sigmund Freud begründet und nachher durch Schüler Freuds vielfach weiterentwickelt und abgewandelt.

Symptome werden von psychoanalytisch tätigen Therapeuten in der Regel als Kompromissbildungen zwischen unerfüllbaren Ansprüchen und inneren Abwehrvorgängen, also als Ausdruck eines inneren Konfliktes, gedeutet. Das Hauptziel psychoanalytischer Behandlungen ist die schrittweise Integration früher abgewehrter (aus dem Bewusstsein verdrängter) Erfahrungen in die Persönlichkeitsentwicklung, um dem Patienten zu ermöglichen, auf bewusstere und reifere Weise mit persönlichen Problemstellungen umgehen zu können («Wo Es war, soll Ich werden», Sigmund Freud).

Was ist das Hauptziel einer psychoanalytischen Behandlung?

Der Patient wird angehalten, auf innere Vorstellungen und Träume zu achten (Technik der freien Assoziation). Der Therapeut richtet sein Augenmerk speziell darauf, wie ihm der Patient begegnet und welche Einstellungen und Erwartungen der Patient auf ihn überträgt (Übertragung). Er achtet aber auch auf seine eigenen Gefühle gegenüber dem Patienten (Gegenübertragung). Aufgrund dieser Beobachtungen versucht der Therapeut, den Patienten mit seinen Empfindungs- und Verhaltensweisen vorsichtig zu konfrontieren und sie deutend in einen biographischen Zusammenhang zu stellen.

Wie wird in einer psychoanalytischen Behandlung vorgegangen?

Die **klassische Psychoanalyse** wird im Liegen auf der Couch durchgeführt, wobei der Analytiker am Kopfende der Couch sitzt. Die Methode setzt voraus, dass die Analysanden über eine größere Introspektionsfähigkeit und Ich-Stärke verfügen. Sie überfordert meist Menschen in schwerkranken oder gar psychotischen Zuständen.

Inwiefern unterscheiden sich psychoanalytisch orientierte Therapien von der klassischen Psychoanalyse?

Psychoanalytisch orientierte Therapien (psychoanalytische Psychotherapien) stellen Abwandlungen des klassischen Settings dar. Hier sitzen sich Patient und Therapeut gegenüber. Der Therapeut kann, wenn notwendig, eine aktivere Rolle einnehmen. Auch Stützung und Beratung sowie aktive Interventionen wie die Verschreibung von Medikamenten oder die Klinikeinweisung sind mit der Therapie vereinbar. Die Besprechung aktueller Lebensprobleme nimmt in dieser Therapieform einen wichtigen Platz ein.

Bei welchen Störungen ist eine psychoanalytisch orientierte Therapie geeignet?

Diese Therapieform kann für die meisten leichten bis mittelschweren, nicht-psychotischen und nicht körperlich bedingten Störungen eingesetzt werden. Sie ist für Persönlichkeitsprobleme und für Anpassungsstörungen geeigneter als für Phobien, Zwänge und Panikstörungen.

Der Psychoanalyse verwandte Schulen sind die analytische Psychotherapie nach C.G. Jung, die Individualpsychologie nach Alfred Adler und die Daseinsanalyse nach Ludwig Binswanger und Medard Boss.

Welche Psychotherapieform wurde speziell zur Behandlung von Depressionen entwickelt?

Es gibt eine Reihe nicht nur analytisch orientierter Kurzverfahren, die fokale, d.h. umschriebene Ziele verfolgen. Dazu gehört auch die **interpersonelle Psychotherapie,** die speziell für depressive Menschen entwickelt wurde. Bei dieser Behandlungsform werden Patienten in einer Einzeltherapie unterstützt, ihre Beziehungen zu anderen Menschen neu zu gestalten.

4.2.2 Verhaltenstherapien

Was ist die theoretische Grundlage der Verhaltenstherapie?

Gemäß der sog. Lerntheorie ist jedes Verhalten durch Lernprozesse mitbedingt und somit auch durch Lernprozesse veränderbar. Die Verhaltenstherapie setzt in erster Linie am beobachtbaren Verhalten ein. Als therapeutisches Mittel wird meist eine Art «**operanter Konditionierung**» eingesetzt.

Mit operanter Konditionierung ist das Lernen am Erfolg, bzw. das Lernen aus Misserfolgen gemeint, d.h. die Erhöhung (bzw. die Verminderung) der Wahrscheinlichkeit eines Verhaltens aufgrund einer erfolgten Belohnung (bzw. einer Bestrafung).

Lernen am Erfolg meint positive Verstärkung, Verlernen am Misserfolg meint negative Verstärkung. Heute wird in der Verhaltenstherapie hauptsächlich mit positiver Verstärkung gearbeitet, während Therapiemethoden wie die **Aversionstherapie,** die mit negativer Verstärkung arbeitet, nur mehr selten Anwendung finden.

Bei welchen Störungen sind Verhaltenstherapien indiziert?

Der Indikationsbereich von Verhaltenstherapien umfasst hauptsächlich umschriebene (Teil-) Störungen wie z.B. Phobien, Zwänge, Rückzugsverhalten, soziale Kompetenzdefizite. Die am häufigsten angewandten Techniken sind:

Wie wird bei den so genannten Expositionstechniken vorgegangen?

Expositionstechniken: Sie werden vor allem in der Therapie von Angst- und Zwangserkrankungen mit Erfolg angewandt. Der Patient wird Situationen, die ihm Angst machen oder Zwänge auslösen, real oder in der Vorstellung ausgesetzt. Bei **systematischer Desensibilisierung** geschieht dies schrittweise unter Einbezug von Entspannungstechniken, bei **Reizüberflutung** (sog. flooding oder implosion) in einer umgehenden und umfassenden Konfrontation. Das Ziel dieser Behandlung besteht darin, dem Patienten zu vermitteln, dass das Angstniveau bei der Konfrontation mit dem Auslöser nicht wie befürchtet stetig ansteigt, sondern nach einer bestimmten Zeit unweigerlich wieder absinkt. Der Patient soll lernen, dass Konfrontation mit Angst machenden Situationen möglich ist und das Vermeidungsverhalten unterlassen werden kann.

Angeleitete Selbstbeobachtung: Hier wird der Patient angehalten, sich systematisch selbst zu beobachten. Er soll über einen längeren Zeitraum Protokoll führen über das Auftreten seines Problemverhaltens und die begleitenden Umstände. Häufig trägt diese Art der systematischen Selbstbeobachtung (sofern sie vom Patienten tatsächlich durchgeführt werden kann) bereits zu einer Verringerung der Symptome bei, indem sich der Patient nicht mehr ganz so zwingend als seinen Symptomen ausgeliefert erlebt. Darüber hinaus werden die Patienten im Sinne der Selbstbestärkung belohnt, wenn ihr Problemverhalten durch die Selbstkontrolle abnimmt (Lernen am Erfolg).

Weshalb führt die systematische Selbstkontrolle häufig zu einer Verbesserung der Symptome?

Training sozialer Fertigkeiten (social skill training): Bei diesem Verfahren werden Verhaltensweisen trainiert, die vorher aus Unkenntnis, Scheu oder infolge einer Behinderung (z.B. bei Schizophreniekranken) nicht zum Einsatz gekommen sind. Das Training kann ganz verschiedene Fertigkeiten umfassen: z.B. Kommunikationstechniken, Einkaufen, Kochen, Umgang mit Vorgesetzten, Ämtern etc. Als Trainingsmethode wird häufig das Rollenspiel eingesetzt.

Bei der **Biofeedback-Methode** werden dem Patienten vegetative und andere Funktionen mit Hilfe eines Monitors in leicht wahrnehmbarer Form, z.B. als Ton, angezeigt. Der Patient versucht nun unter Monitorkontrolle, die Aktivität der problematischen Funktion (z.B. Tonus der glatten Muskulatur, Herzfrequenz oder Blutdruck) zu verändern.

Was versteht man unter Biofeedback?

In der **kognitiven Therapie** wird davon ausgegangen, dass bei manchen psychischen Störungen funktionell falsche Denkmuster vorliegen. So wird vom Gründer der kognitiven Therapie, Aaron Beck, angenommen, dass depressive Menschen negative Grundannahmen – so genannte automatische Gedanken – von sich selber haben (z.B. «ich bin nicht wert, angenommen zu werden» oder «ich muss perfekt sein, um angenommen zu werden»). Durch die Beseitigung dieser als dysfunktionell interpretierten Denkweisen sollen im Rahmen der Behandlung z.B. depressive Verstimmungen und störende Verhaltensweisen beeinflusst werden.

Welche Überlegung begründet die kognitive Therapie?

Die kognitive Therapie findet heute bei vielen psychischen Störungen Anwendung, so bei Depressionen, Angststörungen, Zwangsstörungen,

Bei welchen psychischen Störungen kann die kognitive Therapie angewandt werden?

somatoformen Störungen, Essstörungen und Persönlichkeitsstörungen. Auch moderne Suchtbehandlungen enthalten Elemente dieser Therapie. Bei Schizophrenien geht es in der kognitiven Therapie um Aspekte des sozialen Lernens und um die Verbesserung von psychischen Grundfunktionen wie Konzentration und Denkvermögen, neuerdings aber auch um Beeinflussung von Halluzinationen und Wahnvorstellungen.

4.2.3 Systemisch orientierte Therapieformen

Die verschiedenen familientherapeutischen Schulen gehen davon aus, dass der Patient Teil eines Ganzen ist und seine Störungen (auch) mit Interaktionen der Familienmitglieder in Beziehung stehen.

Wann ist eine Familientherapie angezeigt?

Eine **Familientherapie** ist im Prinzip unabhängig von der Diagnose angezeigt, wenn der Patient offensichtlich in starke familiäre Spannungen involviert ist und diese Verstrickungen nicht anderweitig gelöst werden können.

Welche Aspekte von psychischen Störungen lassen an eine Paartherapie denken?

Wenn Beziehungsschwierigkeiten das Hauptproblem einer Störung darstellen, ist an eine **Paartherapie** zu denken. Eine weitere Indikation besteht bei Störungen, die einen großen Einfluss auf die Partnerbeziehung haben, z.B. bei Manie oder Alkoholismus.

Voraussetzung zur Paar- wie zur Familientherapie ist allerdings die Bereitschaft und Motivation aller Beteiligten, daran teilzunehmen.

4.2.4 Andere psychotherapeutische Verfahren

Was ist eine supportive Psychotherapie?

Die **supportive Psychotherapie** bietet in einer Zeit der Bedrängnis Unterstützung durch eine Fachperson. Es können dabei konkrete Alltagsprobleme erörtert und gemeinsam Lösungen erarbeitet werden, ohne dass primär die Persönlichkeit verändert werden soll. Die Therapie ist auf das Jetzt und Hier ausgerichtet. Dabei dienen biographische Hinweise dazu, die aktuelle Erlebens- und Verhaltensweise des Patienten besser zu verstehen.

Wie verhält sich der stützend tätige Therapeut gegenüber dem Patienten?

Der Patient soll sich in dieser Therapieform sicher, angenommen, beschützt und ermutigt fühlen. Der Therapeut zeigt gegenüber dem Patienten Anteilnahme, Empathie und positive Wertschätzung. Er versucht, versteckte Ressourcen des Patienten zu fördern und seine Einsicht in die Problemlage zu stärken.

Soll der Therapeut in einer supportiven Therapie Ratschläge für persönliche Entscheidungen von großer Tragweite geben?

Der Therapeut kann in dieser Therapieform durchaus auch einmal eine beratende Funktion übernehmen und gegebenenfalls Anregungen zur Lebensgestaltung machen. Insbesondere wird er auch versuchen, Anregungen zu einem alternativen, weniger schmerzhaften oder behindernden Umgang mit Symptomen und Lebensproblemen zu geben.

Dabei wird er sich allerdings hüten, höchstpersönliche Entscheidungen für den Patienten zu treffen (wie z.B. zur Trennung vom Partner zu raten).

Indem der supportive Therapeut tendenziell die Eigenaktivität und die Eigenverantwortung des Patienten unterstützt, begrenzt er die Gefahr einer Abhängigkeit des Patienten gegenüber dem Therapeuten.

Günstigenfalls kann eine supportive Psychotherapie zu neuen positiven emotionalen Erfahrungen beitragen. Sie kann als Krisenintervention bei nicht-psychotischen Störungen als alleinige Therapieform, bei den meisten anderen psychischen Störungen als Ergänzung hilfreich sein.

Der Begriff der **stützenden Therapie** wird heute mitunter so weit gefasst, dass mit ihm alle sich nicht rein auf Diagnostik und Medikation beziehenden Aspekte des ärztlichen Kontaktes bezeichnet werden. Bei jeder supportiven Psychotherapie sollten die Übertragungs- und Gegenübertragungsvorgänge sowie die Psychodynamik des Patienten beachtet werden. Um dies auch bei Studierenden und nichtpsychiatrischen Fachärzten zu fördern, sind Selbsterfahrungs-Gruppen (z.B. Balint-Gruppen) hilfreich.

Was sollte bei der stützenden Therapie nichtpsychiatrischer Fachärzte beachtet werden?

Körperzentrierte Psychotherapie: Bei dieser Therapieform kommen neben dem therapeutischen Gespräch körperliche Ausdrucksformen zur Anwendung. Mittels einer Art «Übersetzen» von Stimmungen und Gefühlen soll versucht werden, dass der Patient Erlebtes und Bewusstgewordenes in seinem Leibgefühl wahrnehmen und bewusst integrieren kann.

Katathym imaginative Psychotherapie (KiP): In dieser von H. Leuner systematisierten Therapieform wird der Patient mit Hilfe der Vorstellung von bestimmten Bildern angeleitet, eine Art Tagtraum zu erleben. Dabei können spontane oder vom Therapeuten angeregte Vorstellungen unbewusste Konflikte symbolisieren, die in die Lebensgeschichte integriert und dargestellt werden können.

Autogenes Training und andere Entspannungsverfahren: Diese Methoden können relativ rasch in einigen Wochen erlernt werden. Der Patient lernt, in belastenden Situationen entspannt und überlegt zu bleiben. Entspannungsverfahren werden meist als Zusatztherapie zu anderen Behandlungen durchgeführt.

Hypnose: Dabei wird versucht, durch Suggestion eine Änderung des Bewusstseins (einen Trancezustand) herbeizuführen. Dadurch können verschiedene, v.a. vegetative, Beschwerden gelindert werden.

4.3 Somatische (biologische) Therapie

4.3.1 Psychopharmakotherapie

Was sind Psychopharmaka? In welche sechs Gruppen werden die Psychopharmaka üblicherweise eingeteilt?

Psychopharmaka sind Substanzen, die zentralnervöse Vorgänge beeinflussen und auf diesem Wege psychische Funktionen verändern können (d.h. «psychotrop» wirken). Üblicherweise werden diese Substanzen in folgende Gruppen unterteilt:

1. Neuroleptika (Antipsychotika)
2. Antidepressiva
3. Phasenprophylaktika (Stimmungsstabilisatoren)
4. Tranquilizer (Anxiolytika)
5. Hypnotika
6. Psychostimulantien (Psychoanaleptika)

Neben den in diesen Gruppen zusammengefassten Medikamenten gibt es zentralnervös wirksame Substanzen, die aber nicht zu den Psychopharmaka im engeren Sinne gezählt werden. Es sind dies z.B. Mescalin, LSD, Kokain, Opiate, Cannabis, Alkohol oder Nikotin.

Therapien mit Psychopharmaka erfolgen überwiegend symptom- und syndromgerichtet, nicht krankheitsorientiert. So kann z.B. eine Depression ohne Berücksichtigung ihrer Ursache mit Antidepressiva behandelt werden oder eine neuroleptische Therapie bei verschiedenen Arten von paranoid-halluzinatorischen Zuständen angezeigt sein.

Wie lässt sich die relativ unspezifische Wirkung der meisten Psychopharmaka erklären?

Die Tatsache, dass psychopharmakologische Therapien unabhängig von der Ursache eines Syndroms wirken, wird durch verschiedene Hypothesen zu erklären versucht. So könnte es z.B. sein, dass ein Syndrom eine von der jeweiligen Ursache unabhängige pathogenetische Resultante darstellt, auf welche die verabreichte Substanz wirkt (wobei allerdings unterschiedliche Substanzen wiederum den gleichen Effekt zeigen). Wahrscheinlich ist auch, dass viele Psychopharmaka einen eher unspezifischen Effekt haben, der nur indirekt mit den krankheitsbedingten Veränderungen in Beziehung steht.

Im Folgenden wird eine kurze Übersicht über die einzelnen Gruppen von Psychopharmaka gegeben. Für ausführliche Informationen über die Pharmakologie dieser Substanzen sei auf die entsprechenden Lehrbücher verwiesen. Die Tabellen zu den jeweiligen Substanzgruppen sollen einen Überblick über die Einteilung und einige gebräuchliche Medikamente geben. Konkrete Erläuterungen für die Verschreibung von Neuroleptika, Antidepressiva und Phasenprophylaktika finden sich in den entsprechenden Kapiteln des speziellen Teils (Kap. «Schizophrenien» und Kap. «Affektive Störungen»).

Neuroleptika (Antipsychotika): Diese Gruppe von Medikamenten wirkt hauptsächlich durch Blockade von Dopaminrezeptoren (v.a. des D_2-Typs). Zusätzlich werden zum Teil auch die Rezeptoren von Serotonin (v.a. bei den sog. **atypischen** Neuroleptika), Noradrenalin, Histamin und Acetylcholin blockiert und die Empfindlichkeit der postsynaptischen Rezeptoren wird verändert. Die Neuroleptika beeinflussen psychische, motorische und vegetative Funktionen und zeigen zusätzlich endokrine Wirkungen.

Was ist der Wirkungsmechanismus der Neuroleptika?

Bei psychotischen Patienten entfalten Neuroleptika eine antipsychotische Wirkung insbesondere auf Wahn, Halluzinationen und Denkstörungen. Die psychischen Wirkungen, die auch bei Gesunden nach Neuroleptikaeinnahme auftreten können, sind Müdigkeit, Antriebs- und Interessenrückgang sowie emotionale Indifferenz.

Welche Wirkungen zeigen Neuroleptika auch bei Gesunden?

Die motorischen Effekte der – insbesondere **klassischen** – Neuroleptika treten vor allem als unerwünschte Nebenwirkungen auf: ***Frühdyskinesien*** (schon in den ersten Behandlungstagen), ***Parkinsonismus*** sowie ***Akathisie*** (meist ab der 2. Behandlungswoche) und ***Spätdyskinesien*** (bei mindestens mehrwöchiger, meist höher dosierter Verabreichung). Die vegetativen Effekte sind v.a. bei den Phenothiazinen anticholinerger Art (z.B. Austrocknung der Schleimhäute, Obstipation, Mydriasis und Akkomodationsschwäche, Blasenentleerungsstörungen) zu beachten. Die endokrinen Wirkungen können als Folge der Prolaktinerhöhung zu Amenorrhoe, Gynäkomastie oder Galaktorrhoe führen und zu Störungen der Libido und der sexuellen Funktionen beitragen.

Was sind häufige Nebenwirkungen einer Neuroleptikatherapie?

Welche Nebenwirkungen vegetativer und endokriner Art können sich einstellen?

Indikationen für den Einsatz von Neuroleptika sind psychotische Zustände, v.a. bei Schizophrenien und Manien, aber auch bei organischen Psychosen. Von vielen Neuroleptika gibt es Depotpräparate, die hauptsächlich bei fehlender Compliance (trotz prinzipieller Bereitschaft zur medikamentösen Behandlung) Verwendung finden. Die antipsychotische Wirkung ist dosisabhängig. **Niederpotente** Neuroleptika mit vorwiegend vegetativen Nebenwirkungen sind eher hoch (um 400mg täglich), **hochpotente** Neuroleptika mit hauptsächlich extrapyramidalen Nebenwirkungen sind eher tief (zwischen 5 bis 15mg täglich) zu dosieren, um die gleiche antipsychotische Wirkung zu erreichen. Besondere Vorsicht ist bei alten Menschen und Personen mit zerebralen Schäden angezeigt (Dosisreduktion!).

Was sind Indikationen für die Therapie mit Neuroleptika?

Bei welchen Patientengruppen müssen Neuroleptika besonders vorsichtig dosiert werden?

Als antipsychotische Medikamente erster Wahl gelten heute die neueren, nebenwirkungsärmeren Medikamente Risperidon, Olanzapin und Quetiapin. Zusammen mit Clozapin gehören diese Medikamente zur Gruppe der sog. atypischen Neuroleptika. Diese unterscheiden sich hauptsächlich hinsichtlich ihres Rezeptorprofils (antagonisieren neben Dopamin- auch Serotoninrezeptoren) und ihrer deutlich tieferen Rate an extrapyramidalmotorischen Nebenwirkungen (EPS) von den klassischen Neuroleptika. Bei einigen von ihnen (Clozapin, Olanzapin und Quetiapin) wird kaum eine Prolaktinerhöhung, gelegentlich indessen Hyperglykämie mit Insulinresistenz und Gewichtszunahme beobachtet. Eine Behandlung mit Clozapin muss besonders zu Beginn mit

Was ist das Besondere der sog. atypischen Neuroleptika?

Was ist eine gefürchtete Nebenwirkung bei Clozapintherapie?

wöchentlichen Leukozytenkontrollen einhergehen (cave: Agranulozytose). In der **Tabelle 2** werden die heute gebräuchlichen Neuroleptika aufgeführt.

Was sind die Wirkungen von Antidepressiva? Bei welchen Störungen werden Antidepressiva eingesetzt?

Antidepressiva wirken stimmungsaufhellend, antriebssteigernd und angstlösend. Sie werden eingesetzt bei Depressionen unabhängig von ihrer Genese sowie bei Angst- und Zwangsstörungen. Im ZNS bewirken Antidepressiva eine Erhöhung der Konzentration von biogenen Aminen (v.a. Serotonin und Noradrenalin) an zentralen Synapsen.

Die Antidepressiva werden in folgende Gruppen unterteilt:

Was sind häufige Nebenwirkungen von trizyklischen Antidepressiva?

Trizyklische Antidepressiva: Diese klassischen Antidepressiva zählen immer noch zu den wirksamsten. Die Nebenwirkungen sind oft störend, seltener gefährlich. Sie sind in erster Linie vegetativer Art: Mundtrockenheit, Schwitzen, Miktionsstörungen, Obstipation, Akkomodationsstörungen, Müdigkeit, Sedierung, sexuelle Funktionsstörungen, Hypotonie, Schwindel, Tachykardie, Fingertremor, Hautallergien, Gewichtszunahme, kardiotoxische Wirkungen.

Was ist der Vorteil der neueren Antidepressiva der SSRI-Gruppe?

SSRI (selective serotonin reuptake inhibitors): Diese neueren Antidepressiva hemmen selektiv die Serotonin-Wiederaufnahme. Sie haben deutlich weniger Nebenwirkungen als die klassischen Antidepressiva. Zu beachten sind aber v.a. anfangs Nausea und Erbrechen, Unruhe, Schlafstörungen und sexuelle Funktionsstörungen.

MAO-Hemmer: Diese Medikamente hemmen ein für den Abbau der biogenen Amine zuständiges Enzym (MAO = Monoaminooxydase). Die älteren nichtselektiven und nichtreversiblen MAO-Hemmer werden wegen ihrer Nebenwirkungen heute praktisch nicht mehr verwendet. Neuere MAO-Hemmer hemmen selektiv und reversibel die MAO-A, sind allgemein gut verträglich und stellen eine nützliche Alternative in der Behandlung von Depressionen dar.

Antidepressiva mit dualem oder spezifischem Wirkprinzip: Da die Effektivität der heutzutage am meisten verwendeten SSRI möglicherweise leicht unter derjenigen von trizyklischen Antidepressiva liegt, wurden in den letzten Jahren Medikamente mit einer (kombiniert) selektiven serotonergen und noradrenergen Wirkkomponente sowie Medikamente mit selektiv noradrenerger Wirkung entwickelt.

SNRI (selektive Serotonin-Noradrenalin-Reuptake-Inhibitoren): Diese Medikamente entfalten ihre Wirkung hauptsächlich im serotonergen System, beeinflussen aber auch selektiv das noradrenerge System. Vor allem bei schneller Aufdosierung finden sich wie bei SSRI als Nebenwirkungen Übelkeit und Erbrechen. Auch sexuelle Dysfunktionen kommen vor. Zusätzlich kann der arterielle Blutdruck erhöht sein.

Tabelle 2: Neuroleptika

Untergruppe	Substanz	Handelsnamen			Dosierung mg/Tag p.o.	Besonderheiten
		Schweiz	Deutschland	Österreich		
Phenothiazine	Chlorpromazin	Chlorazin	Propaphenin	Largatil	50–600	Sedierend, eher vegetative NW
	Levopromazin	Nozinan	Neurocil	Nozinan	50 –600	Sedierend, eher vegetative NW
	Promazin	Prazine	Protacyl	–	50–1000	Sedierend, eher vegetative NW
	Thioridazin	Melleril	Melleril	Melleril	75–600	Sedierend, eher vegetative NW
	Fluphenazin	Dapotum	Dapotum	Dapotum	2–20	EPS, wenig sedierend
Thioxanthene	Chlorprothixen	Truxal	Truxal	Truxal	50–600	Sedierend, eher vegetative NW
	Flupentixol	Fluanxol	Fluanxol	Fluanxol	2–60	EPS, wenig sedierend
	Zuclopenthixol	Clopixol	Ciatyl-Z	Cisordinol	20–100	EPS, sedierend
Dibenzodiazepine	Clozapin	Leponex	Leponex	Leponex	25–600	keine EPS, sedierend, veg. NW
	Quetiapin	Seroquel	Seroquel	Seroquel	50–750	EPS selten, sedierend
Butyrophenone	Haloperidol	Haldol	Haldol-Janssen	Haldol	1–40	EPS, wenig sedierend
Benzamide	Sulpirid	Dogmatil	Dogmatil	Dogmatil	300–1600	EPS möglich
	Amisulprid	Solian	Solian	Deniban	100–800	EPS möglich, seltener
Diphenylbutyl-piperidine	Pimozid	Orap	Orap	Orap	2–16	EPS, wenig sedierend
Benzisoxazole	Risperidon	Risperdal	Risperdal	Rispolin	3–8 (–16)	EPS bei hoher Dosierung
Thioben-zodiazepine	Olanzapin	Zyprexa	Zyprexa	Zyprexa	5–20	EPS selten, sedierend

NaSSA (noradrenerge und spezifisch serotonerge Antidepressiva): Die serotonerge Wirkung erfolgt bei diesen Medikamenten vorwiegend über 5-HT-1-Rezeptoren. Ferner besteht eine noradrenerge Aktivierung. Es treten weniger gastrointestinale und Schlafstörungen auf als bei SSRI, dagegen häufiger Sedation, Schwindel und Gewichtszunahme.

NARI (selektive Noradrenalin-Reuptake-Inhibitoren): Diese Medikamente wirken als selektive Noradrenalin-Wiederaufnahmehemmer. Sie haben ein noradrenerges Nebenwirkungsprofil.

Andere Antidepressiva: Einige antidepressiv wirksame Substanzen lassen sich nicht einer größeren Gruppe zuordnen. Sie unterscheiden sich v.a. hinsichtlich ihres Rezeptorprofils und ihrer Nebenwirkungen. Gut dokumentiert und im klinischen Alltag häufig eingesetzt wird u.a. Mianserin und Maprotilin. Mit der Substanz Hypericid (Bestandteil des Johanniskrauts) steht auch ein bei leichten und mittelschweren Depressionen wirksames pflanzliches Heilmittel zur Verfügung. In der **Tabelle 3** sind die heute gebräuchlichen Antidepressiva aufgeführt.

Die angegebenen und von den Herstellern empfohlenen Höchstdosen werden bei Therapieresistenz von Spezialisten manchmal überschritten.

Welche Substanzen werden als Prophylaktika bei affektiven Störungen verschrieben?

Phasenprophylaktika (Mood-Stabilizer): Diese Substanzen, zu denen neben ***Lithium*** inzwischen auch ***Carbamazepin, Valproat*** und andere Antikonvulsiva zählen, ermöglichen es, das Auftreten zukünftiger Krankheitsphasen affektiver Psychosen zu verhindern oder zumindest in Ausmaß und/oder Dauer zu vermindern. Lithium hat bei Manien und als Zugabe zu Antidepressiva bei Depressionen auch eine unmittelbare therapeutische Wirkung.

Weshalb sind bei Lithiumtherapie regelmäßige Plasmaspiegelkontrollen vorgeschrieben?

Was sind absolute Kontraindikationen einer Lithiumtherapie?

Nebenwirkungen von Lithium können initial Händetremor, Magen-Darm-Störungen und Durst sein, später werden u.a. weiter bestehender Tremor, Gewichtszunahme, Schilddrüsenveränderungen (Struma, Hypothyreose) und Polydipsie/Polyurie genannt. Wegen der geringen therapeutischen Breite von Lithium sind regelmäßige Plasmaspiegelkontrollen erforderlich. Die Lithiumintoxikation (mit Dysarthrie, Erbrechen, Tremor, Ataxie, Krämpfen, Schläfrigkeit, Koma) ist gefährlich und Grund für eine Überweisung in eine medizinische Intensivstation. Absolute Kontraindikationen einer Lithiumprophylaxe sind akuter Herzinfarkt, akute Niereninsuffizienz, Herzinsuffizienz und Störungen des Wasser- und Elektrolythaushaltes.

Bei Behandlungsbeginn sollte einschleichend dosiert werden (in den ersten Tagen nur 6 bis 8 maeq Lithium pro Tag) und der Blutspiegel muss wöchentlich, später in größeren Abständen überwacht werden. **Tabelle 4** fasst die Phasenprophylaktika zusammen.

Tabelle 3: Antidepressiva

Untergruppe	Substanz	Handelsnamen			Dosierung mg/Tag p.o.	Besonderheiten		
						initial sedierend	anti-cholinerg	adreno-lytisch
		Schweiz	Deutschland	Österreich				
Trizyklische	Amitriptylin	Saroten	Saroten	Saroten	75–250	+++	+++	+
	Clomipramin	Anafranil	Anafranil	Anafranil	75–250	++	++	+
	Dibenzepin	Noveril	Noveril	Noveril	240–720	–	+	+
	Doxepin	Sinquan	Aponal	Sinequan	30–300	+++	++	+
	Imipramin	Tofranil	Tofranil	Tofranil	75–300	++	++	+
	Lofepramin	Gamonil	Gamonil	Tylmelyt	70–210	–	+	+
	Nortriptylin	Nortrilen	Nortrilen	Nortrilen	30–150	–	++	+
SSRI	Fluvoxamin	Floxyfral	Fevarin	Floxyfral	50–300	–	–	–
	Citalopram	Seropram	Seropram	Seropram	10–60	–	–	–
	Fluoxetin	Fluctine	Fluctin	Fluctine	10–80	–	–	–
	Paroxetin	Deroxat	Seroxat	Deroxat	20–50	–	–	–
	Sertralin	Zoloft	Zoloft	Zoloft	50–200	–	–	–
MAO-A-Hemmer	Moclobemid	Aurorix	Aurorix	Aurorix	300–600	–	–	–
SNRI	Venlafaxin	Efexor	Trevilor	Efexor	75–375	–	–	–
NaSSA	Mirtazapin	Remeron	Remergil	Remeron	15–45	+++	–	+/-
NARD	Reboxetin	Edronax	Edronax	Edronax	4–10	–	–	+/-
Andere	Maprotilin	Ludiomil	Ludiomil	Ludiomil	75–150	++	+	+
	Mianserin	Tolvon	Tolvin	Tolvon	30–90	+++	–	–
	Trazodon	Trittico	Thombran	Trittico	100–600	+++	–	+/-
	Nefazodon	Nefadar	Nefadar	Dutonin	100–600	+++	–	+/-

Tabelle 4: Phasenprophylaktika

Untergruppe	Substanz	Handelsnamen			Tablette	Lithium pro Tablette
		Schweiz	Deutschland	Österreich		
Lithiumsalze	Lithiumacetat	Quilonorm	Quilonorm	Quilonorm	536 mg	8.1 maeq
	Lithiumcitrat	Litarex	–	–	564 mg	6.0 maeq
	Lithiumcarbonat	Priadel	Hypnorex	–	400 mg	10.8 maeq
		Quilonorm retard	Quilonorm retard	Quilonorm retard	450 mg	12.2 maeq
	Lithiumsulfat	Lithiofor	–	–	660 mg	12.0 maeq
Andere	Carbamazepin	Tegretol	Tegretal	Tegretol		
	Valproat	Depakine	Convulex	Convulex		

Wie lässt sich die beruhigende Wirkung der Benzodiazepine erklären?

Tranquilizer (Anxiolytika): Die wichtigsten Vertreter dieser Gruppe, die ***Benzodiazepine,*** greifen an GABA-Rezeptoren an und verstärken die inhibitorische Wirkung von GABA, vor allem im limbischen System und der Substantia reticularis. Je nach Substanz wirken sie mehr oder weniger anxiolytisch, hypnotisch, antikonvulsiv und muskelrelaxierend.

Was sind mögliche Nebenwirkungen der Benzodiazepine?

Benzodiazepine haben relativ wenige Nebenwirkungen. Initial kann Sedation, Verlangsamung, Konzentrationsschwäche und Beeinträchtigung der motorischen Geschicklichkeit auftreten. Ein kleiner Teil der Patienten zeigt Kurzzeitgedächtnisstörungen. Anterograde Amnesien, Verwirrtheits- und Dämmerzustände treten gelegentlich bei kurzwirksamen, hochpotenten Benzodiazepinen auf. In Kombination mit anderen zentral wirksamen Substanzen (z.B. Alkohol, sedierende Neuroleptika) wird deren Wirkung verstärkt und die Gefahr der Atemdepression größer.

Was sollte beim Verordnen von Benzodiazepinen berücksichtigt werden?

Benzodiazepine weisen ein Suchtpotential auf und sollten deshalb wenn möglich nur kurzzeitig angewendet werden. Nach längerer Einnahme sollte über mehrere Wochen ausgeschlichen werden, da plötzliches Absetzen zu Entzugssymptomen führen kann.

Indikationen für die Anwendung von Tranquilizern sind Angstzustände, Unruhe, Anspannung, Erregungszustände und Schlafstörungen. **Tabelle 5** vermittelt eine knappe Übersicht über die wichtigsten Sedativa.

Tabelle 5: Tranquilizer (Anxiolytika)

Untergruppe	Substanz	Handelsnamen			Wirkungsdauer
		Schweiz	Deutschland	Österreich	
Benzodiazepine	Alprazolam	Xanax	Xanax	Xanor	mittel (5–15h)
	Chlordiazepoxid	Librium	Librium	Librax	lang (>15h)
	Diazepam	Valium	Valium	Valium	lang (>15h)
	Lorazepam	Temesta	Tavor	Temesta	mittel (5–15h)
	Oxazepam	Seresta	Adumbran	Adumbran	mittel (5–15h)
Sonstige	Buspiron	Buspar	Bespar	Buspar	

Hypnotika: Vor Verordnung eines Schlafmittels sollte jeweils eine ausführliche Analyse der Schlafstörung vorgenommen werden. Allgemein werden Schlafmittel zu häufig und zu leichtfertig verordnet.

Welche Medikamentengruppen werden als Schlafmittel eingesetzt?

Unter den ***Benzodiazepinen*** werden v.a. kurzwirkende Präparate als Hypnotika verwendet. Die ***Barbiturate*** als lange Zeit am häufigsten verwendete Schlafmittel werden heute wegen langer Halbwertszeiten und der Gefahr der Verwendung als Suizidmittel nicht mehr empfohlen. Die ***Alkohol- bzw. Aldehydderivate*** sind relativ risikoarm, verlieren aber bereits nach kurzer Zeit an Wirkung. Als Schlafmittel finden weiter Verwendung ***Antihistaminika,*** einige ***Antidepressiva, niederpotente Neuroleptika*** und sog. ***Aminpräkursoren***. ***Pflanzliche Präparate*** sind zu empfehlen, da sie kaum Nebenwirkungen und keine Suchtpotenz aufweisen. In **Tabelle 6** sind einige Hypnotika aufgelistet.

Tabelle 6: Hypnotika

Untergruppe	Substanz	Handelsnamen		
		Schweiz	Deutschland	Österreich
Benzodiazepine	Flunitrazepam	Rohypnol	Rohypnol	Rohypnol
	Flurazepam	Dalmadorm	Dalmadorm	Staurodorm
	Lormetazepam	Noctamid	Noctamid	Noctamid

Tabelle 6: Fortsetzung Hypnotika

Untergruppe	Substanz	Handelsnamen		
		Schweiz	**Deutschland**	**Österreich**
	Midazolam	Dormicum	Dormicum	Dormicum
	Nitrazepam	Mogadon	Mogadan	Mogadon
Alkohol- bzw. Aldehydderivate	Chloralhydrat	Chloraldurat	Chloraldurat	Chluraldurat
Antihistaminika	Diphenhydramin	Benocten	Benadryl	–
	Doxylamin	Sanalepsi N	Mereprine	–
Antidepressiva	Trimipramin	Surmontil	Stangyl	Stangyl
	Mianserin	Tolvon	Tolvin	Tolvon
	Maprotilin	Ludiomil	Ludiomil	Ludiomil
Niederpotente Neuroleptika	Chlorprothixen	Truxal	Truxal	Truxal
	Thioridazin	Melleril	Melleril	Melleril
Aminpräkursoren	Oxitriptan	Tript-OH		
Pflanzliche Präparate	Valeriana officinalis	Valverde	Baldrian-Phyton	Baldrian-Dispert
Verschiedene	Zolpidem	Stilnox	Stilnox	Stilnox
	Zopiclon	Imovane	Ximovan	Ximovan
	Zaleplon	Sonata	Sonata	Sonata

Was versteht man unter Psychostimulantien?

Welche Gefahren gilt es bei der therapeutischen Anwendung von Psychostimulantien zu berücksichtigen?

Psychostimulantien (Psychoanaleptika): Es handelt sich hierbei um psychisch anregende, antriebsstimulierende Pharmaka. Prototyp ist Amphetamin. Zu dieser chemisch heterogenen Gruppe gehören auch Genussmittel wie Koffein und Nikotin sowie das Betäubungsmittel Kokain. An Nebenwirkungen der Amphetamine sind zu nennen: Tachykardie, Hypertonie, Schlaflosigkeit, Kopfschmerzen und bei längerer Anwendung die Gefahr paranoid-halluzinatorischer bzw. schizophreniformer Psychosen. Bei minderwüchsigen Kindern sind Psychostimulantien kontraindiziert, da sie das Längenwachstum verzögern. Ferner weisen die Stimulantien bei Suchtgefahr ein hohes Missbrauchspotential auf.

Die Indikationen für den Gebrauch dieser Medikamente in der Psychiatrie sind vor allem Narkolepsie und andere Formen der Hypersomnie, schwere gehemmte Depressionen sowie hyperkinetische Syndrome bei Kindern und eventuell bei Erwachsenen. Vom Gebrauch von Psychostimulantien als Appetitzügler ist abzuraten.

Bei welchen psychischen Störungen sind Psychostimulantien indiziert?

Als Substanzbeispiele sind Metamphetamin aus der Gruppe der Amphetamine (nicht zugelassen in der Schweiz) und die Nicht-Amphetamine Methylphenidat und Pemolinum zu nennen.

4.3.2 Sonstige somatische Therapiemethoden

Was sind Beispiele für weitere somatische Behandlungsmöglichkeiten?

Elektrokrampftherapie: Die elektrische Auslösung eines generalisierten Krampfanfalles unter Kurznarkose und in Relaxation kann bei schwersten, therapieresistenten Depressionen sowie bei schweren Katatonien indiziert sein. Die Therapie bedarf in der Regel der Zustimmung des Patienten und ggf. der Angehörigen.

Kontraindikationen sind erhöhter Hirndruck, schwere Herzkrankheiten und evtl. andere schwere körperliche Krankheiten. Die wichtigsten Nebenwirkungen sind reversible Gedächtnisstörungen. Retrograde Amnesien können persistieren.

Wachtherapie (Schlafentzug): Die therapeutische Anwendung des Nachtschlafentzuges erfolgt in einmaligem oder wiederholtem partiellen Schlafentzug in der zweiten Nachthälfte (ab ca. 1'30h). Danach darf der Patient bis zum folgenden Abend nicht schlafen. Diese meist vorübergehend stimmungsaufhellend wirkende Therapieform wird nur selten als alleinige Therapie angewandt. Sie kann hingegen als Zusatztherapie bei schweren Depressionen indiziert sein und wird dann oft repetitiv angewandt (z.B. 3-Nächte-Rhythmus).

Lichttherapie: Saisonale Depressionen zeigen ein Ansprechen auf Lichtexposition. Therapeutisch genutzt wird dies, indem der Patient während der Herbst- und Wintermonate zunächst zwei Wochen lang täglich eine halbe Stunde vor einer starken Lichtquelle verbringt.

Bei welchen Depressionen kann erhöhte Lichtexposition Besserung bringen?

4.4 Soziotherapie und Rehabilitation

Soziotherapie ist die Basis jeglicher psychiatrischer Versorgung von psychisch behinderten Personen v.a. in psychiatrischen Einrichtungen. Soziotherapie wird zum Teil synonym mit Milieutherapie, also der Gestaltung des Zusammenwirkens in einer Gruppe, gebraucht. Andere Autoren verstehen darunter ein Bündel von therapeutischen Techniken wie die Förderung sozialer Fertigkeiten oder arbeitstherapeutische Hilfestellungen.

Grundlage aller Konzepte der Soziotherapie ist die Vorstellung, dass die soziale Umwelt – in der Klinik oder zuhause – von maßgeblicher Bedeutung für den Verlauf psychischer Störungen ist, und dass soziale Interventionen die Krankheitssymptomatik beeinflussen können. Zu soziotherapeutischen Maßnahmen gehört auch die Unterstützung der Angehörigen bzw. deren systematischer Förderung im Umgang mit den Kranken (sog. Angehörigenarbeit).

Was ist allgemein das Ziel psychiatrischer Rehabilitation?

Rehabilitation zielt darauf ab, psychisch behinderten Personen ein möglichst unabhängiges Leben in ihrer gewohnten Lebens-Umwelt zu ermöglichen. Der Fokus der Rehabilitationspraxis ist dabei weniger aufs Krankheitsgeschehen als auf Defizite der sozialen Anpassung und der beruflichen Leistungsfähigkeit der betroffenen Personen gerichtet.

Psychiatrische Rehabilitation umfasst zwei Ansätze: Die erste Strategie ist auf das Individuum gerichtet und versucht, seine Fähigkeiten, mit Belastungen umzugehen, zu stärken. Die zweite Strategie – als ökologischer Ansatz – ist darauf gerichtet, eine weniger stressreiche Umgebung für die Betroffenen zu schaffen. Die meisten behinderten Menschen benötigen eine Kombination beider Ansätze.

Was sind Beispiele für Rehabilitationsmaßnahmen, die auf das Individuum zentriert sind?

Die auf das Individuum zentrierte Rehabilitation setzt auf verschiedenen Ebenen an. Auf der Ebene der kognitiven Beeinträchtigung («impairment») kommen z.B. computergestützte kognitive Trainingsmethoden zum Einsatz. Auf der Ebene der sozialen Rolleneinschränkung («social disability») werden zum einen kommunikative Fertigkeiten des Individuums trainiert, zum anderen Bewältigungsstrategien für einen besseren Umgang mit der Erkrankung vermittelt. Die berufliche Reintegration («Handicap») psychisch behinderter Menschen erfolgt über verschiedene arbeitstherapeutische Maßnahmen.

Was sind Beispiele für die Stressreduktion der Umgebung?

Der ökologische Rehabilitationsansatz sucht die Umgebungsbelastung zu reduzieren, indem verschiedene Formen des geschützten Wohnens und Arbeitens angeboten werden. Die Betreuungsangebote des geschützten Wohnens reichen von «betreutem Einzelwohnen» über «therapeutische Wohngemeinschaften» zu verschiedenen Heimformen mit bis zu 24stündiger therapeutischer Betreuung. Die dominierenden Angebote im Bereich Arbeit sind geschützte Werkstätten sowie berufliche Wiedereingliederungsmaßnahmen.

Was ist Bedingung für eine erfolgreiche psychiatrische Rehabilitation?

Voraussetzung für eine gelungene Rehabilitation ist ein therapeutisches Bündnis, das von Zuwendung und Vertrauen gekennzeichnet ist und die vorhandenen Ressourcen des behinderten Menschen zu unterstützen sucht (Hilfe zur Selbsthilfe).

5 Organisch bedingte psychische Störungen[5]

Was ist das Gemeinsame aller organischen psychischen Störungen?

Das Gemeinsame dieser Gruppe von Störungen ist die ihnen zugrunde liegende, nachweisbare Hirnschädigung oder Hirnfunktionsstörung. Die Hirnschädigung kann degenerativ (z.B. Alzheimer-Krankheit), vaskulär (z.B. multiple Infarkte), entzündlich (Enzephalitis, z.B. bei HIV-Infektion oder Syphilis), durch Raum fordernde Prozesse oder durch ein Schädel-Hirn-Trauma bedingt sein. Hirnfunktionsstörungen können aber auch als Folge primär nicht zerebraler Krankheiten, die das Gehirn sekundär in Mitleidenschaft ziehen, auftreten (z.B. Leber- oder Niereninsuffizienz, Vitaminmangel, Karzinome oder Gestosen). Hinzu kommen Vergiftungen durch Alkohol, Medikamente und Drogen.

Gibt es für jede organische Ursache ein entsprechendes psychisches Syndrom?

Die zahlreichen möglichen Ursachen einer organischen psychischen Störung manifestieren sich im Allgemeinen nicht in entsprechend verschiedenen psychischen Syndromen, so dass eine Entzündung eine gleiche Symptomatologie wie z.B. ein Tumor hervorrufen kann. Weitgehend unabhängig von der Art der Störung reagiert der Mensch mit seinem Zentralnervensystem relativ gleichförmig.

5 Dieses Kapitel wurde unter Mitwirkung von Frau PD Dr. med. U. Schreiter-Gasser (PUK Zürich) geschrieben.

5.1 Allgemeines

In welche zwei Hauptgruppen können organische psychische Störungen eingeteilt werden?

Etwas vereinfacht können organische psychische Störungen in zwei Hauptgruppen eingeteilt werden:

Störungen als Folge einer *chronischen* Hirnschädigung diffuser Art (in erster Linie Demenz) und lokaler Art (Folgen von Hirntraumen etc.).

Störungen als Folge einer *akuten* Hirnschädigung (in erster Linie Delir).

Welches sind die häufigsten organisch bedingten psychiatrischen Syndrome?

Im älteren, zusehends unüblichen Sprachgebrauch wurde bei akuten Störungen vom ***akuten exogenen Reaktionstyp*** gesprochen, während für die mehr chronisch verlaufenden Störungen der Begriff ***psychoorganisches Syndrom*** verwendet wurde. Grundsätzlich können sehr viele psychische Störungen als Folge einer Schädigung oder Funktionsstörung des Gehirns oder einer körperlichen Krankheit auftreten. So kommen z.B. organisch bedingte Depressionen häufig im Rahmen neurologischer Erkrankungen (v.a. M. Parkinson) vor oder eine organisch bedingte Angststörung bei Endokrinopathien (z.B. Hyperthyreose). Organisch bedingte Persönlichkeitsstörungen (mit vermindertem Durchhaltevermögen und Reizbarkeit) treten v.a. nach Schädel-Hirn-Traumen auf. Organische Halluzinosen sind z.B. bei Enzephalitiden zu beobachten. Im Folgenden sollen nur die häufigsten organischen Syndrome – Demenz, amnestisches Syndrom und Delir – erörtert werden.

5.2 Demenz

5.2.1 Allgemeines zur Demenz

Was versteht man allgemein unter dem Begriff Demenz?

Der Demenzbegriff hat heute den früher verwendeten Ausdruck «*(hirndiffuses) Psychoorganisches Syndrom, POS*» (nach Eugen Bleuler) verdrängt. Der Begriff Demenz wird nicht mehr nur wie früher für schwere und irreversible Störungen der intellektuellen Fähigkeiten gebraucht, sondern im Sinne eines ***dementiellen Syndroms*** viel breiter angewendet. Von Demenz spricht man bereits, wenn Gedächtnis- und Intelligenzstörungen die Bewältigung von Alltagsaufgaben auch nur vorübergehend behindern, also auch bei leichteren und reversiblen Störungen.

Wie häufig sind dementielle Syndrome?

Dementielle Syndrome kommen am häufigsten im hohen Alter vor und sind dort sehr verbreitet. So leidet ca. jeder zehnte über 65-Jährige an kognitiven Störungen bis hin zu einer Demenz. Die Prävalenz dementieller Syndrome liegt im Alter von 65 bis 70 Jahren bei 2 bis 6%, bei über 85-Jährigen bei 20 bis 30%.

Der Begriff der Demenz beschreibt die Manifestationen einer Leistungseinbuße des primär vollständig entwickelten Gehirns. Bei unvollständiger Entwicklung der geistigen Fähigkeiten als Folge von prä- oder perinatalen Ereignissen bzw. Störungen spricht man von Intelligenzminderung.

5.2.2 Klinik der Demenz

Eine zentrale Bedeutung in der Demenzentwicklung nimmt die ***Gedächtniseinbuße*** ein. Meist ist als erstes das Kurzzeitgedächtnis und damit die Lernfähigkeit für Neues gestört. Im weiteren Verlauf kommt es auch zu Defiziten im Langzeitgedächtnis bis zum Verlust aller Erinnerungen (inkl. Kindheitserinnerungen). Bei subkortikalen und frontal bedingten Demenzformen steht allerdings nicht die Vergesslichkeit, sondern die ***Beeinträchtigung der Aufmerksamkeit und der Persönlichkeit*** im Vordergrund.

Wie ist der typische Verlauf der Gedächtnisstörung bei Demenz?

Die Vergesslichkeit erklärt zum Teil andere Symptome, insb. die Orientierungs- und Auffassungsstörungen sowie den mnestischen Sprachverlust und Denkstörungen.

Hinsichtlich der **Orientierung** sind die Patienten meist progredient zeitlich und/oder örtlich desorientiert. Bei fortgeschrittener Demenz kommt situative Desorientiertheit und Desorientiertheit zur Person hinzu.

Wie steht es um die Orientierung dementer Patienten?

Auffassungsstörungen gehören zu den charakteristischen Merkmalen einer Demenz.

Das **Denken** wird schwerfällig und auf einzelne Themen eingeengt, die häufig wiederholt werden (Perseveration). Der Denkablauf ist störanfällig. Wendigkeit und Übersicht sind beeinträchtigt. Abstraktes Denken wird zunehmend unmöglich und die Urteilsfähigkeit eingeschränkt.

In welcher Art kann das Denken bei dementen Patienten verändert sein?

Bei der Demenz bleibt das **Bewusstsein** intakt. Erst bei gleichzeitig vorliegendem Delir können Bewusstseinsstörungen hinzukommen.

Ist das Bewusstsein bei Demenz gestört?

Psychotische Störungen wie Halluzinationen, Wahn und Verkennung kommen bei dementen Patienten vor, aber in der Regel erst im fortgeschrittenen Stadium der Erkrankung. Bei vielen dementen Patienten kommt es zu Veränderungen der **Affektivität**. Neben depressiven Verstimmungen und Affektlabilität finden sich auch Affektinkontinenz, gesteigerte Reizbarkeit, Gleichgültigkeit und Apathie.

Wie kann die Affektivität bei Demenz verändert sein?

Gestik und Mimik nehmen oft an Ausdruckskraft ab. Zudem sind Verhaltensstörungen wie Umherwandern (auch nachts), Schreien, aggressives Auftreten, gestörtes Essverhalten etc. häufig.

Je nach Demenzursache sind auch so genannte Werkzeugstörungen vorhanden, insbesondere der Sprache ***(Aphasie),*** des Lesens und Schreibens ***(Alexie*** und ***Agraphie),*** des Erkennens ***(Agnosie)*** und der Bewegungsfolge ***(Apraxie).***

Was sind so genannte Werkzeugstörungen, die bei Demenzen auftreten können?

Wie ist der häufige Verlauf einer Demenz?

Das dementielle Syndrom entwickelt sich in der Regel allmählich. Nach Verhaltens- und Persönlichkeitsveränderungen treten Gedächtnisstörungen auf, später auch Werkzeugstörungen und psychotische Symptome. Der Verlauf hängt hauptsächlich von der Ursache der Störung ab. Handelt es sich um eine sekundäre Demenz mit heilbarer Ursache (z.B. Hirndruck, Intoxikation), kann es zu Rückbildung und auch Ausheilung kommen. Bei degenerativen Demenzen schreitet die Krankheit unaufhaltsam fort.

Wie werden die drei Schweregrade einer Demenz definiert?

Der **Schweregrad** einer Demenz wird in Bezug auf die Auswirkungen im Alltag definiert:

1. **Leicht:** Obwohl Arbeit und soziale Aktivitäten deutlich beeinträchtigt sind, bleibt die Fähigkeit, unabhängig zu leben, erhalten.
2. **Mittel:** Eine selbständige Lebensführung ist nur begrenzt und mit Schwierigkeiten möglich, fremde Hilfe ist für einzelne Aufgaben erforderlich (z.B. Einkaufen, Geldverwaltung).
3. **Schwer:** Die Aktivitäten des täglichen Lebens sind derart beeinträchtigt, dass eine kontinuierliche Betreuung notwendig wird. Es besteht z.B. Unfähigkeit, eine minimale persönliche Hygiene aufrecht zu erhalten.

Welche Formen der Demenz gibt es und welches ist die häufigste Form?

In Abhängigkeit von der Art der jeweils zugrunde liegenden organischen Störung werden verschiedene Formen der Demenz unterschieden:

Degenerative Demenzen (v. a. M. Alzheimer)	ca. 50 bis 75%
Vaskuläre Demenzen (v. a. Multiinfarktdemenz)	ca. 10 bis 20%
Gemischte Demenzen (degenerative und vaskuläre)	ca. 10 bis 25%
Sekundäre Demenzen (und andere symptomatische Demenzformen)	ca. 10 bis 15%

5.2.2.1 Degenerative Demenzen (Folge von atrophierenden Prozessen)

Die ***Alzheimer-Krankheit*** ist eine schleichend einsetzende und stetig progrediente Erkrankung v.a. kognitiver und mnestischer Leistungen. Sie wurde erstmals von Alois Alzheimer 1907 beschrieben. Er stützte die Diagnose auf pathologisch-anatomische Veränderungen. Eine sichere Diagnose kann auch heute erst durch den Nachweis der typischen Hirnveränderungen gestellt werden.

Wie sieht typischerweise das Computertomogramm eines Patienten mit einer Alzheimer-Krankheit aus?

Einen Hinweis auf diese Erkrankung geben neben der Klinik bildgebende Verfahren, die auf eine diffuse Atrophie mit ausgeweiteten Sulci und vergrößerten Ventrikeln hinweisen. Die Hirnatrophie muss aber nicht proportional zum Schweregrad der Demenz ausgeprägt sein. Deshalb kann aufgrund eines CT- oder MRI-Befundes allein keine Alzheimer-Diagnose gestellt werden.

Pathologische Anatomie: Mikroskopisch finden sich in besonders großer Zahl senile Plaques, neurofibrilläre Veränderungen (Tangles) und generell Neuronen- und Synapsenverluste vor allem im Cortex und Hippocampus. In geringerem Ausmaß kommen diese Veränderungen auch bei nicht dementen älteren Menschen vor.

Die **Pathophysiologie** der Alzheimer-Krankheit ist noch nicht vollständig geklärt. Die molekularen Hauptkomponenten der senilen Plaques und der neurofibrillären Bündel sind das -Amyloid-Peptid bzw. das Tau-Protein. Weiter wird ein Neurotransmittermangel (insbesondere von Acetylcholin und Noradrenalin) diskutiert. Die postulierte Beteiligung eines cholinergen Defizits wird durch die beobachtete Verminderung der Acetylcholintransferasekonzentration im Gehirn von Alzheimerkranken sowie durch die vorübergehenden Behandlungserfolge mit Cholinergika gestützt.

Welcher Neurotransmittermangel wird bei Alzheimer-Krankheit diskutiert?

Genetische Einflüsse (z.B. Apo E, Chromosom 19) spielen eine bedeutsame Rolle. Allerdings sind familiäre Formen der Alzheimer-Demenz mit autosomal dominanter Vererbung selten. Beschrieben wurden genetische Mutationen der Chromosomen 1, 14 und 21, die alle auf die Amyloid-Bildung einwirken. Membranveränderungen und Phospholipidmechanismen werden studiert.

Als **Risikofaktoren** für die Alzheimer-Krankheit gelten u.a. hohes Alter (5% der über 65-Jährigen, 20% der über 85-Jährigen), familiäre Häufung von Demenz, niedriger Ausbildungsgrad, Schädel-Hirn-Traumata in der Anamnese und der Nachweis des Apo E4-Aallel.

Welche Risikofaktoren können für Alzheimer-Krankheit angegeben werden?

Kennzeichnend für die ***Lewy-Körper-Demenz*** sind Fluktuationen der kognitiven Leistungsfähigkeit, optische und akustische Halluzinationen, wiederholte Stürze und eine Überempfindlichkeit auf Neuroleptika, bzw. ein Parkinson-Syndrom. Die charakteristischen neuropathologischen Veränderungen – die kortikalen Lewy-Körperchen – finden sich bei bis zu 20% aller dementen Patienten. Bei diesen Patienten ist die Gabe von Acetylcholinesterase-Hemmern sinnvoll.

Welche neuropathologischen Veränderungen sind bei der Lewy-Körper-Demenz charakteristisch?

Bei der ***Pick-Krankheit,*** mit Krankheitsbeginn meist zwischen 50. und 60. Lebensjahr, finden sich die degenerativen Veränderungen praktisch ausschließlich im Frontal- und Temporallappen. Diese Patienten leiden konsequenterweise oft an einem «Stirn-Hirn-Syndrom» mit sozialer Enthemmung und reduziertem sprachlichem Ausdruck, die den Gedächtnisstörungen vorausgehen. Die räumliche Orientierung bleibt erhalten. Pathologisch-anatomisch zeigt sich in den betroffenen Hirnarealen ein Ganglienzellschwund. Bei der Pick-Krankheit weisen die Neuronen Einschlusskörper – die sog. Pick-Körper – auf. Auch hier existiert keine spezifische Therapie.

Was zeigt sich bei der Pick-Krankheit pathologisch-anatomisch?

Bei jeder rasch progredienten Demenz sollte an die Möglichkeit einer ***Creutzfeld-Jakob-Krankheit*** gedacht werden. Die Krankheit wird durch infektiöse Prionen verursacht und führt zur Degeneration der Neuro-

An welche Krankheit sollte bei einer rasch progredienten Demenz gedacht werden?

nen in Groß- und Kleinhirnrinde. Diagnostisch hilfreich ist das EEG, das ein typisches Bild (pseudoperiodisch auftretende steile Wellen) zeigt. Die Krankheit ist meldepflichtig.

Bei der ***Chorea Huntington*** tritt im Spätstadium regelmäßig eine Demenz auf. Demgegenüber führt der ***M. Parkinson*** eher zu leichteren kognitiven Störungen. Im Gegensatz zum M. Alzheimer und M. Pick, die hauptsächlich den Kortex betreffen, führen Chorea Huntington und M. Parkinson zur ***subkortikalen Demenzform***. Betroffen sind primär die Basalganglien. Die kognitiven Veränderungen dieser subkortikalen Demenzformen sind vor allem durch Verlangsamung (Bradyphrenie) charakterisiert, während Sprache und Einsichtsfähigkeit lange erhalten bleiben.

Wie können die kognitiven Veränderungen bei einer subkortikalen Demenz charakterisiert werden?

Demenzen können auch bei anderen degenerativen Erkrankungen, bei Speicherkrankheiten wie dem ***M. Wilson*** und bei zentralen Lipidstoffwechselstörungen auftreten. Die *multiple Sklerose* und die *Epilepsie* führen auch bei schwerem Verlauf eher selten zur Demenz.

5.2.2.2 Vaskuläre Demenzen

Die häufigste Form der vaskulären Demenzen ist die ***Multiinfarktdemenz*** mit zahlreichen kleineren, vorwiegend im Kortex lokalisierten Hirninfarkten. Die Infarkte können Folge eines Verschlusses größerer Hirnarterien, einer hochgradig stenosierenden Arteriosklerose oder von Embolien bei Vorhofflimmern («kardiogene» Demenz) sein. Ein einzelner, umschriebener Hirninfarkt führt demgegenüber auch bei großer Ausdehnung praktisch nie zu einer Demenz.

Welche Störungen können zu einer vaskulären Demenz führen?

Die sog. ***Binswanger-Krankheit*** (progressive subkortikale Leukenzephalopathie) zeigt pathologisch-anatomisch Veränderungen im subkortikalen Bereich, so dass dabei etwas allgemeiner von einer ***subkortikalen vaskulären Demenz*** gesprochen werden kann. In der Regel findet sich dabei anamnestisch eine arterielle Hypertonie.

5.2.2.3 Gemischte und Sekundäre Demenzen

Bei **gemischten Demenzen** liegen gleichzeitig Merkmale der vaskulären und der degenerativen Form vor. Die Demenz kann auch Folge einer mechanischen, toxischen, metabolischen, infektiösen oder durch einen chronischen Mangelzustand bedingten Schädigung oder Funktionsstörung des Gehirns sein. Falls die zugrunde liegende Störung behandelt werden kann und das Ausmaß der Hirngewebsschädigung limitiert ist, ist eine Rückbildung und Ausheilung nicht ausgeschlossen. Die Diagnose solcher **sekundärer Demenzformen** ist vor allem wegen ihrer häufigen Heilbarkeit wichtig.

Was versteht man unter einer sekundären Demenz?

Mögliche Ursachen sind:

Nennen Sie Beispiele für Ursachen einer sekundären Demenz!

1. Normaldruckhydrozephalus (Trias: Demenz, Gangstörungen, Inkontinenz)
2. Hirntumoren, chronisches subdurales Hämatom
3. HIV, Lues, M. Whipple, andere entzündliche und infektiös bedingte Hirnerkrankungen
4. Allgemeinerkrankungen (z.B. endokrine Störungen, paraneoplastische Syndrome, Hypovitaminosen: B1, B12, Folsäure oder Nikotinsäureamid)
5. Vergiftungen mit Schwermetallen oder organischen Lösungsmitteln
6. Folgezustände von ausgedehnten Hirntraumen oder von Hypoxie, z.B. bei Schlaf-Apnoe-Syndrom
7. Missbrauch von Alkohol, Hypnotika oder Tranquilizern.

5.2.3 Diagnose der Demenz

Weshalb ist es wichtig, eine Demenz frühzeitig zu erkennen?
Was sind die Ziele einer Demenzabklärung?

Das frühzeitige Erkennen einer beginnenden Demenz ist wegen der Frage einer allfälligen Behandlungsmöglichkeit und im Hinblick auf die sozialen Konflikte als Folge der Erkrankung wichtig. Die fundierte Abklärung einer Demenz sollte die verschiedenen Aspekte der Erkrankung berücksichtigen und aus einer psychiatrischen und somatischen Untersuchung sowie einer Fremdanamese und Untersuchung des sozialen Umfeldes bestehen.

Das Vorliegen einer Demenz kann in der psychiatrischen Untersuchung anhand der klinischen Merkmale diagnostiziert werden. Die diagnostischen Kriterien nach ICD-10 sind in **Tabelle 7** zusammengefasst.

Tabelle 7: Diagnostische Kriterien der Demenz nach ICD-10

Symptomatologie:	Abnahme des Gedächtnisses Abnahme des Denkvermögens Abnahme des Ideenflusses Beeinträchtigung der Informationsverarbeitung Nachweis der Bewusstseinsklarheit
Schweregrade:	leicht, mittel, schwer
Verlaufstypen:	chronisch oder (seltener) reversibel

[nach WHO, ICD-10, H. Dilling et al., Verlag Hans Huber]

Welches einfache Hilfsmittel kann zur Abklärung bei Verdacht auf Demenz verwendet werden?

In der Praxis ist die Durchführung des «Mini-mental state» nach Folstein hilfreich (siehe **Abbildung 1**). Es handelt sich hierbei um einen standardisierten Test, der in relativ kurzer Zeit durchgeführt werden kann. Bei einer maximalen Punktzahl von 30 besteht bei Werten von weniger als 23 ein starker Verdacht auf das Vorliegen einer Demenz.

		Punkte	Maximum
1)	Welcher Tag ist heute (Tag, Monat, Jahr, Wochentag, Jahreszeit)	____	(5)
2)	Wo befinden wir uns? (Staat, Kanton, Stadt, Klinik, Abteilung)	____	(5)
3)	Es werden hintereinander 3 Gegenstände genannt (z. B. Zitrone, Schlüssel, Ball), die der Patient sofort wiederholen soll. Hinweis an den Patienten, dass die Wörter nochmals abgefragt werden.	____	(3)
4)	Von 100 laufend 7 subtrahieren (5mal)	____	(5)
5)	Nochmaliges Fragen nach den 3 Gegenständen.	____	(3)
6)	Lassen Sie den Patienten 2 Gegenstände, die Sie ihm zeigen, benennen (z. B. Kugelschreiber, Uhr).	____	(2)
7)	Lassen Sie den Patienten wiederholen: «Keine Und, Wenn oder Aber.»	____	(1)
8)	Geben Sie folgendes Dreistufenkommando: «Nehmen Sie das Papier in die rechte Hand, falten Sie es, und legen Sie es auf den Boden.»	____	(3)
9)	Der Patient soll folgenden Satz lesen und befolgen: «Schliessen Sie die Augen!»	____	(1)
10)	Der Patient soll irgend einen Satz schreiben.	____	(1)
11)	Der Patient soll folgende Zeichnung kopieren:	____	(1)

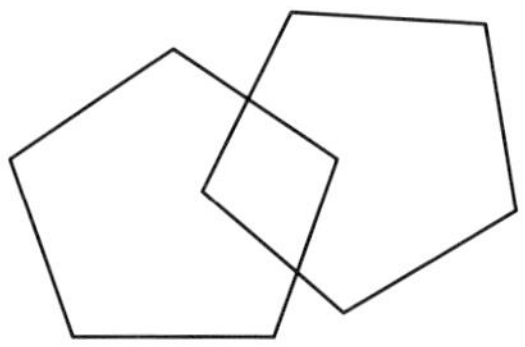

		Summe ____	(30)

[Elsevier, Science Ltd., Pergamon Imprint, England]

Abbildung 1: «Mini-mental state» nach Folstein

Weshalb soll immer nach der Ursache einer Demenz gesucht werden?

Eine klinisch diagnostizierte Demenz sollte immer auf ihre Ursache hin abgeklärt werden. Die Diagnose der **behandelbaren Formen** ist selbstverständlich außerordentlich wichtig. Für die Demenzabklärung ist in der Regel eine vollständige somatische Abklärung mit Anamnese, klinischer Untersuchung, verschiedenen Laboruntersuchungen, bildgebenden Verfahren, EKG und EEG notwendig.

Im Speziellen geht es darum, den kardiovaskulären Status abzuklären, Infektzeichen zu suchen (BSR, ganzes Blutbild, Urinstatus, Lues, evtl. HIV), den Abdominalstatus zu erheben (Leberenzyme, Nierenwerte), Mangelkrankheiten und hormonelle Störungen auszuschließen

(Vitamine, Schilddrüsenwerte, Eisen) und den neurologischen Status abzuklären (CT, EEG, selten MRI, SPECT, PET). Die Diagnose einer Alzheimer-Krankheit, der häufigsten Demenz, wird anhand der charakteristischen dementiellen Entwicklung nach Ausschluss aller anderen möglichen Demenzursachen gestellt. Hinweise für das Vorliegen einer vaskulären Demenz sind u.a. ein rascher Beginn der Symptome, treppenartiges Fortschreiten, eine Anamnese von zerebralen Insulten, neurologische Symptome, die Existenz von kardiovaskulären Risikofaktoren, multiple Herdbefunde im EEG oder multiple Infarktzeichen im CT.

Wie wird die Diagnose einer Alzheimer-Krankheit gestellt?

Was sind Hinweise für das Vorliegen einer vaskulären Demenz?

Die Abklärung des sozialen Umfeldes eines dementen Patienten ist vor allem in Bezug auf die optimale therapeutische Betreuung wichtig. Es geht hierbei darum, sich Klarheit über die Belastung der Angehörigen, die Selbständigkeit der Patienten sowie allgemein über die Ressourcen des Betreuungssystems zu verschaffen.

Weshalb ist es wichtig, sich auch einen Eindruck vom sozialen Umfeld eines dementen Patienten zu verschaffen?

Wichtigste **Differentialdiagnosen** der Demenz sind:

1. amnestisches Syndrom
2. Depression
3. Delir

Welche Störungen kommen bei Demenzsymptomen differentialdiagnostisch in Frage?

Patienten mit ***amnestischem Syndrom*** weisen Gedächtnisstörungen und Desorientiertheit auf, haben sonst aber kaum kognitive Ausfälle. Als Ausdruck einer Depression kann es insbesondere bei älteren Menschen zu Einbußen von Gedächtnis, Konzentration und Denkvermögen kommen. Mit Aufhellung der Depression verschwinden diese Symptome wieder. Man spricht daher auch von ***depressiver Pseudodemenz***. Differentialdiagnostisch hilfreiche Kriterien zur Unterscheidung zwischen depressiver Pseudodemenz und Demenz sind in **Tabelle 8** aufgeführt.

Welche häufige psychische Störung kann, vor allem bei älteren Menschen, eine Demenz vortäuschen?

Tabelle 8: Kriterien für die Unterscheidung zwischen depressiver Pseudodemenz und Demenz

	Depressive Pseudodemenz	**Demenz**
Stimmung:	freudlos, bedrückt	labil
Klagen über Ausfall kognitiver Fähigkeiten:	häufig und detailliert	selten und unbestimmt
Antworten auf Fragen:	häufig «weiß nicht»	oft falsch oder unpräzise
Behinderung im Alltag:	oft kleiner als aufgrund der kognitiven Tests zu erwarten	übereinstimmend mit Resultaten der kognitiven Tests
Einsetzen der Beschwerden:	ungefährer Zeitpunkt kann angegeben werden	schleichend

Tabelle 8: Fortsetzung Kriterien für die Unterscheidung zwischen depressiver Pseudodemenz und Demenz

	Depressive Pseudodemenz	Demenz
CT, EEG:	meist altersentsprechend	oft pathologisch
Depressionsanamnese:	häufig	selten

Das Delir zeichnet sich zusätzlich zu kognitiven Einschränkungen vor allem durch die Bewusstseinstrübung und durch den akuten Beginn mit fluktuierendem Verlauf aus. Eine Delirdiagnose darf wegen der akuten Gefährdung der Betroffenen nicht verpasst werden.

5.2.4 Therapie der Demenz

Bei welchen Demenzformen ist eine spezifische Therapie möglich?

Die Therapiemöglichkeiten sind von den Ursachen der dementiellen Erkrankung abhängig. Bei Normaldruck-Hydrozephalus, Subduralhämatom oder Hirntumoren sind chirurgische Eingriffe zu prüfen. Bei Hirnentzündungen, Avitaminosen, Endokrinopathien, Herz-Kreislauferkrankungen und Intoxikationen sind internistische Therapien angezeigt. Außer bei diesen sekundären und symptomatischen Formen gibt es keine ursächliche Demenztherapie.

Was ist im Kontakt mit einem dementen Patienten zu beachten?

Im Zentrum der allgemeinen therapeutischen Bemühungen stehen die Betreuung des Patienten und die Beratung und Unterstützung der Angehörigen. Im Kontakt mit dem Patienten sollen Mitteilungen einfach, klar und konkret formuliert werden.

Wie können die Folgen einer Demenz gemildert werden?

Sinnvoll sind Maßnahmen, welche die psychischen Folgen einer Demenz mindern helfen, wie stabile Rahmenbedingungen und geregelte Tagesabläufe. Der Patient, der sich infolge seiner gestörten kognitiven Fähigkeiten nur mit großer Mühe auf neue Situationen einstellen kann, soll möglichst lange in seiner gewohnten Umgebung leben können. Die Betreuung unter Beizug von Haushalthilfen ist dabei von großem Wert, da auf diese Weise Körperpflege, Haushaltführung und geregelte Verpflegung gewährleistet werden kann. Die sensorische Aktivität soll durch Hilfsmittel wie Hörgeräte, Brillen oder Prothesen unterstützt werden. In schwierigen Situationen und bei heftigen Reaktionen können Ablenkungsmanöver hilfreich sein.

Eine wertvolle Hilfe für den Patienten und eine oft notwendig werdende Entlastung für die Angehörigen kann der Besuch eines gerontopsychiatrischen Tageszentrums sein. In fortgeschrittenen Stadien der Krankheit ist die Unterbringung in einem Pflegeheim meist nicht zu umgehen. Psychiatrische Hospitalisationen sind nur in nicht anders bewältigbaren Krisensituationen angezeigt.

Lässt sich medikamentös die Degeneration des Gehirns behandeln?

Die Möglichkeiten pharmakologischer Einflussnahme sind begrenzt. Klinisch eingesetzt werden Substanzen, die durch Inhibition der Cholinesterase den bei der Alzheimer-Krankheit und der Lewy-Körper-

Demenz ausgeprägten Verlust von Acetylcholin kompensieren sollen, z.B. Donepezil (Aricept®), Rivastigmin (Exelon®), Galantamin (Reminyl®). Damit können bei leichter bis mäßig schwerer Alzheimer-Krankheit bescheidene und leider meist nur vorübergehende Verbesserungen oder wenigstens eine Verzögerung der Verschlechterung erzielt werden.

Die wichtigste medikamentöse Behandlung der Demenz ist in den meisten Fällen die pharmakotherapeutische Behandlung assoziierter psychischer Störungen. So können beispielsweise affektive Störungen mit Antidepressiva (z.B. Mianserin, SSRI) oder starke Erregungszustände mit Antipsychotika (bevorzugt atypische Neuroleptika) beeinflusst werden. Psychopharmaka mit einer anticholinergen Wirkung sollten vermieden werden. Spezielle Probleme wie Tag-Nacht-Umkehr oder Wanderungen können mit Clomethiazol (Distraneurin®) beeinflusst werden. Eine regelmäßige Evaluation der Therapie ist dabei unerlässlich.

Was sind die wichtigsten pharmakotherapeutischen Möglichkeiten bei Demenz?

Bei ***vaskulärer Demenz*** sollen in erster Linie die kardiovaskulären Risikofaktoren (Diabetes, Hypertonie, Hypercholesterinämie etc.) angegangen und die Hämodynamik verbessert werden. Für Letzteres sind z.B. Salicylate nützlich.

Welche spezielle Maßnahme ist bei vaskulärer Demenz angezeigt?

5.3 Organisches amnestisches Syndrom (Korsakow-Syndrom)

5.3.1 Klinik des amnestischen Syndroms

Im Vordergrund stehen ***Gedächtnisstörungen.*** Das Kurzzeitgedächtnis und das Langzeitgedächtnis (für die Zeit seit dem Einsetzen der Störung) sind beeinträchtigt. Länger zurückliegende Ereignisse werden im Allgemeinen besser in Erinnerung behalten. Die unmittelbare Aufnahme von Informationen (prüfbar z.B. durch das Nachsprechen lassen von Zahlen) ist nicht beeinträchtigt, weil sich die Störung auf das Behalten dieser Informationen beschränkt.

Wie sind die Gedächtnisfunktionen beim amnestischen Syndrom beeinträchtigt?

Im Gegensatz zur Demenz bleiben das abstrakte Denkvermögen und die Urteilsfähigkeit weitgehend erhalten. Im Gegensatz zum Delir fehlt eine Bewusstseinstrübung. Recht charakteristisch für ein schweres amnestisches Syndrom sind ***Konfabulationen,*** um Erinnerungslücken auszufüllen, sowie ***Apathie***.

Welche Funktionen bleiben, im Gegensatz zur Demenz, beim amnestischen Syndrom weitgehend erhalten?

5.3.2 Ursache des amnestischen Syndroms

Das amnestische Syndrom kann sowohl akut wie chronisch auftreten. Zugrunde liegend sind meist Schädigungen im Bereich des medialen Temporallappens und des Hippokampus. Das amnestische Syndrom

Was ist die häufigste Ursache eines amnestischen Syndroms?

tritt häufig zusammen mit einer ***Wernicke-Enzephalopathie*** (Trias: Gangstörung, Augensymptome, amnestisches Syndrom) auf, so dass oft auch von einem ***Wernicke-Korsakow-Syndrom*** gesprochen wird. Dieser Störung liegt ein Vitamin-B_1-Mangel zugrunde, sei es meist Alkohol bedingt und/oder als Folge von Mangelernährung. Seltener können auch Blutungen, Infektionen, Traumen und Tumoren sowie Hypoxie zu einem akuten oder chronischen amnestischen Syndrom führen.

5.3.3 Therapie des amnestischen Syndroms

Was ist im Allgemeinen die Therapie des amnestischen Syndroms und wie steht es um die Prognose?

Wenn das amnestische Syndrom durch Vitamin-B_1-Mangel bedingt ist, wird Vitamin-B_1 hochdosiert substituiert. Die Prognose ist bei gleichzeitiger Alkoholabstinenz und Früherfassung zum Teil günstig, wenn auch selten eine Vollremission erwartet werden darf. Bei bereits länger bestehenden amnestischen Syndromen ist die Prognose auch unter Vitamin-B_1-Substitution ungünstiger. Bei andern Ursachen ist entsprechend die Grunderkrankung, soweit möglich, zu behandeln.

5.4 Delir (Delirium)

Wie lässt sich das Delir allgemein charakterisieren?

Das Delir als akute organische Psychose ist charakterisiert durch akuten Beginn und fluktuierende Störungen der mentalen Funktionen. Es kann als eine Art akute zerebrale Insuffizienz verstanden werden. Die Störung ist im Allgemeinen vorübergehend und reversibel, wenn die organische Ursache behandelt werden kann.

Kommen Delirien häufig vor?

Im Allgemeinkrankenhaus ist das Delir eine relativ häufige Diagnose. So entwickeln z. B. ca. 30 % der Patienten auf der Intensivstation ein Delir.

5.4.1 Klinik des Delirs

Was ist das charakteristische psychopathologische Merkmal des Delirs? Wie steht es um die Auffassungsfähigkeit deliranter Patienten?

Das charakteristische Merkmal des Delirs ist die intermittierende ***Bewusstseinstrübung***. Die Aufnahmefähigkeit für Reize aus der Außenwelt ist herabgesetzt. Nicht selten besteht eine leichte Somnolenz.

Regelmäßig ist die zeitliche, örtliche und situative **Orientierung** wenigstens teilweise gestört. Das **Kurzzeitgedächtnis** ist beeinträchtigt, die Leistungen des Langzeitgedächtnisses sind wechselnd. Die Patienten haben Schwierigkeiten mit der **Aufmerksamkeit**. Auch einfache Fragen sind zu wiederholen oder werden bei stärkerer Bewusstseinstrübung überhaupt nicht aufgenommen.

Das **Denken** verliert zeitweise den Zusammenhang. Oft (insbesondere beim Alkoholdelir) ist die Ablenkbarkeit gesteigert und die Suggestibilität erhöht (der Patient liest z.B. auf Aufforderung von einem unbeschriebenen Blatt Papier ab).

Wahrnehmungsstörungen sind häufig. Es kann zu Personenverkennungen kommen. Halluzinationen sind meistens visueller Art (kleine, sich bewegende Objekte), können aber auch andere sensorische Modalitäten betreffen.

Kann es auch zu Wahrnehmungsstörungen kommen?

Die Patienten sind häufig ***ängstlich,*** manchmal auch reizbar.

Viele Patienten sind unruhig, öfters auch nestelnd. Die veränderte **Psychomotorik** zeigt sich in einem Überschuss (oder auch einem Mangel) an Aktivität.

Wie kann die Gefühlslage beim Delir verändert sein?

Was sind typische psychomotorische Störungen beim Delir?

Der **Wach-Schlaf-Rhythmus** ist oft gestört. Eine ***vegetative Übererregtheit*** zeigt sich in Tremor, Gesichtsrötung, Schwitzen, Tachykardie, evtl. auch in Fieber und Blutdrucksteigerung. Ein Delir beginnt meist akut innerhalb von Stunden. Charakteristisch sind Wechsel der Symptomatik mit Zeiten relativer Symptomfreiheit sowie Verschlechterung beim Eindunkeln und nachts. Meistens dauern Delirien nur Tage, selten länger. Delirien stellen ernste Krankheitszustände mit einer (in Zusammenhang mit der meist gravierenden Grunderkrankung) relativ hohen Mortalität dar. Bei adäquater Behandlung ist aber Heilung häufig. Bei fortbestehender hirnorganischer Störung kann ein Delir in eine Demenz übergehen.

Wie ist der typische Verlauf eines Delirs?

5.4.2 Ursachen von Delirien

Delirien können durch jede Störung, welche die Hirnleistung beeinträchtigt, hervorgerufen werden – unabhängig davon, ob es sich um intrazerebrale oder extrazerebrale Störungen handelt. Sehr häufig wirken verschiedene Störungsfaktoren zusammen. Bei vorbestehender Hirnfunktionsstörung ist das Risiko, delirant zu werden, erhöht. Eine typische Risikohäufung ist z.B.: älterer Patient, chirurgischer Eingriff mit langer Narkose, vorbestehender Substanzabusus, beginnende dementielle Entwicklung.

Wie kommt es zur Entstehung eines Delirs?

5.4.3 Differentialdiagnose des Delirs

1. akuter Verwirrtheitszustand bei Demenz
2. Lewy-Körper-Demenz
3. akute psychotische Störungen (insbesondere Schizophrenie, Manie)

Welche Störungen sind bei der Diagnose eines Delirs differentialdiagnostisch zu berücksichtigen?

Die Abgrenzung von einer Demenz ist wichtig, aber nicht immer leicht. Besonders die Lewy-Körper-Demenz kann Abgrenzungsschwierigkeiten machen (beachte aber die extrapyramidale Symptomatik dieser Stö-

Wie kann ein Delir von einer Demenz abgegrenzt werden?

rung). Bei fluktuierender Symptomatik mit akutem Beginn und vorübergehendem Verschwinden der Symptome kann ein Delir angenommen werden. Demenz und Delir können zeitweise auch gleichzeitig vorkommen.

Inwiefern lassen sich Schizophrenien und Manien meist von einem Delir unterscheiden?

Akute Schizophrenien und Manien können zu sehr desorganisierten Zuständen führen, so dass sie delirähnlich wirken. Im Allgemeinen sind aber Halluzinationen und Wahnvorstellungen bei diesen funktionellen Psychosen konstanter und systematisierter als bei Delirien. Bewusstsein und Orientierung bleiben bei Schizophrenien und Manien in der Regel erhalten (Ausnahmen bestätigen die Regel).

5.4.4 Therapie des Delirs

Was sind allgemein die wichtigsten therapeutischen Maßnahmen bei einem Delir?

An erster Stelle gilt es, die dem Delir zugrunde liegende(n) somatische(n) Störung(en) zu behandeln. Auf den Ausgleich eventuell bestehender Elektrolytstörungen sowie einer Dehydratation ist zu achten. Bei ätiologisch nicht geklärtem Delir empfiehlt sich die Gabe von B1 (100 mg/Tag i.m.). Anticholinergika und Benzodiazepine sollten wenn möglich gestoppt werden. Daneben benötigen die deliranten Patienten kontinuierliche Betreuung, Überwachung und emotionale Stützung. Auch ist jede Überreizung zu vermeiden. Das Aufstellen einer Uhr, eines Kalenders sowie von vertrauten Gegenständen kann zur besseren Orientierung einer deliranten Person beitragen.

Welche Medikamente können bei starker Unruhe verschrieben werden?

Bei starker Unruhe sollte eine medikamentöse Sedierung mit Benzodiazepinen oder Clomethiazol erwogen werden. In Notfallsituationen sind Benzodiazepine vorzuziehen. Clomethiazol hat eine besonders gute Wirkung gegen die Wahrnehmungs- und Denkstörungen und weist auch wegen der kurzen Halbwertszeit (ca. 4 Stunden) eine gute Steuerbarkeit auf. Allerdings ist die therapeutische Breite von Clomethiazol geringer als diejenige der Benzodiazepine. Hohe Dosen können zu einer Atemdepression führen. Eine engmaschige Überwachung ist deshalb notwendig. Bei Delirien mit starker Agitiertheit hat sich die Gabe von Neuroleptika, vorzugsweise Haloperidol (0.5 bis 2 mg p.o. oder i.m.), bewährt.

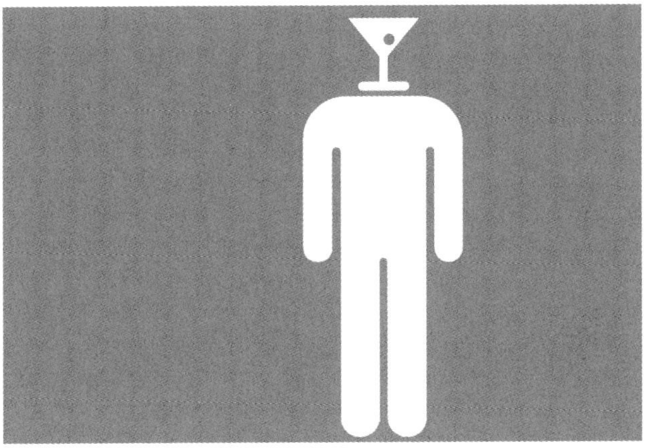

6 Störungen durch psychotrope Substanzen (Suchtkrankheiten)[6]

6.1 Allgemeines

Neben der Abhängigkeit von Tabak und Alkohol als Substanzstörungen mit den bedeutendsten negativen Auswirkungen auf die Volksgesundheit, ist es die Abhängigkeit von illegalen Drogen und Medikamenten, die häufig zu großem persönlichen Leid führt. In der internationalen Klassifikation psychischer Störungen der WHO (ICD-10, Kapitel F) werden folgende Störungen durch psychotrope Substanzen aufgeführt:

1. Störungen durch Alkohol
2. Störungen durch Opiate: z.B. Heroin, Morphin
3. Störungen durch Cannabinoide: z.B. Haschisch, Marihuana
4. Störungen durch Sedativa oder Hypnotika: z.B. Benzodiazepine, Barbiturate
5. Störungen durch Kokain

---

6 Dieses Kapitel wurde unter Mitwirkung von Frau Dr. med. A. Keller (Forel Klinik, Ellikon a.d.Thur) und PD Dr. med. R. Stohler (PUK Zürich) geschrieben.

6. Störungen durch andere Stimulanzien, einschließlich Koffein: z.B. Amphetamine, MDMA
7. Störungen durch Halluzinogene: z.B. LSD, Mescalin
8. Störungen durch Tabak
9. Störungen durch flüchtige Lösungsmittel: z.B. Lacke, Reinigungsmittel
10. Störungen durch multiplen Substanzgebrauch und Konsum anderer psychotroper Substanzen

Kern der Abhängigkeitsstörungen ist ein kompulsiver Gebrauch der jeweiligen Substanz (-en). Toleranz gegenüber einer regelmäßig zugeführten psychotropen Substanz begründet nach der ICD noch keine Abhängigkeit (z.B. postoperative analgetische Behandlung mit Morphin).

Häufig liegen bei Abhängigen gleichzeitig auftretende andere psychische (und somatische) Störungen vor. Vermutlich hat der Konsum – und auch die Abhängigkeit von mehreren Substanzen – in den letzten Jahren zugenommen. Nach ICD-10 wird jene Substanz codiert, die für die Suchtkrankheit am bedeutsamsten ist. Werden aber mehrere zu Abhängigkeit führende Substanzen konsumiert, ohne dass eine dieser Substanzen in ihrer Bedeutung herausragend ist, wird ein multipler Substanzgebrauch codiert.

6.2 Missbrauch und Abhängigkeit

Was versteht man unter Abhängigkeit?

Der Konsum psychotroper Substanzen ist in unserer Gesellschaft weit verbreitet und reicht vom ärztlich verordneten oder gesellschaftlich akzeptierten ***Gebrauch*** über den schädlichen und zu Komplikationen führenden ***Missbrauch*** bis zur ***Abhängigkeit.*** Mit Abhängigkeit wird ein dominierendes Verlangen oder zwanghaftes Bedürfnis zum Konsum bestimmter Substanzen beschrieben.

Welche anderen Formen der Abhängigkeit gibt es neben der Abhängigkeit von Substanzen?

Neben der Abhängigkeit von Substanzen kommt in der Psychiatrie auch der Begriff der ***nicht stoffgebundenen Abhängigkeit*** vor, bei der bestimmte Verhaltensweisen suchtartigen Charakter annehmen, wie z.B. Spielsucht, Arbeitssucht, Internetsucht, suchtartiges Sporttreiben oder suchtartige Sexualität. Grundsätzlich kann jedes menschliche Verhalten Suchtcharakter annehmen.

Inwiefern besteht zwischen psychosozialen Belastungen und der Entstehung von Abhängigkeit ein Zusammenhang?

Viele Formen der Abhängigkeit stehen in Zusammenhang mit dem Bestreben, aus einem unerträglich erlebten Alltag durch Ablenkung, Betäubung oder Euphorisierung zu entweichen. Gründe für das Bedürfnis nach einer solchen Art von «Flucht» können äußere Belastungen (wirtschaftliche, soziale, familiäre) oder innerpersönliche Gründe (Enttäuschung über sich selber, Ambivalenzkonflikte, Sinnentleerung) sein. Die konsumierten psychotropen Substanzen erleichtern eine solche Distanzierung. Allerdings wird der Alltag nach Abklingen der Wirkung oft noch bedrückender erlebt als zuvor. Als Folge davon kann das Bedürfnis nach Ablenkung zu einem unbezwingbaren Verlangen nach der Substanz anwachsen. Im Sinne eines Teufelskreises entsteht immer größere Abhängigkeit.

«Suchtverhalten» hat auch selbstzerstörerische Folgen. Nicht wenige substanzabhängige Menschen sterben durch Suizid. Bei anderen wird die zwischenmenschliche und soziale Existenz zerstört. Bei der Entstehung von Abhängigkeit von psychotropen Substanzen geht man heute von der Beteiligung verschiedener Faktoren aus:

Welche allgemeinen Faktoren können bei der Entstehung einer Abhängigkeit beteiligt sein?

1. einer aktuellen Belastungs- und Konfliktsituation
2. einer Selbstwert- bzw. Identitätsproblematik, wie sie bei vielen Abhängigen zu finden ist, eine spezifische Suchtpersönlichkeit existiert hingegen nicht
3. einer möglichen genetischen Prädisposition, auf die Zwillings- und Adoptivstudien hinweisen (Neurobiochemische Veranlagung für die Suchtentwicklung auf eine bestimmte Substanzgruppe)
4. das familiäre und soziale Umfeld (elterliches Vorbild, Akzeptanz gegenüber bestimmten Drogen in der Peergruppe, Freizeitvakuum, Konsumgesellschaft)
5. Verfügbarkeit und Abhängigkeitspotential des jeweiligen Suchtmittels

Zunehmende Beachtung findet das sog. «Belohnungssystem»: Psychotrop wirksame Substanzen, die als Droge eingenommen werden, bewirken eine Dopaminfreisetzung im limbischen System, was zu positiven Gefühlen führt. Im Rahmen einer positiven Verstärkerwirkung nehmen in der Folge alle Verhaltensweisen, die den erneuten Zugang zur Droge begünstigen, zu. Mit der Zeit entsteht ein unwiderstehliches Verlangen nach der Droge («craving», oder «Suchtdruck»). Vorher neutrale Stimuli, die mit den Umständen der Drogeneinnahme assoziiert werden, können dieses Craving auslösen (z. B. Ort, Gerüche, Musik, bestimmte Stimmungen oder Stresssituationen).

Was versteht man unter positiver Verstärkerwirkung einer Substanz?

Bei vielen Abhängigen finden sich komorbide psychische Erkrankungen z. B. Depression oder Angststörung. Der Substanzkonsum kann dabei als Selbstheilungsversuch verstanden werden (z. B. Erleichterungstrinken).

6.2.1 Abhängigkeit von psychotropen Substanzen («Suchtmittel»)

Gibt es bei einer Abhängigkeit von Suchtmitteln auch Aspekte einer körperlichen Störung?

Bei der Abhängigkeit von psychotropen Substanzen kommt zum Suchtverhalten mit seinen psychosozialen Auswirkungen oft noch die schädigende Wirkung des Suchtmittels auf den Organismus hinzu. Abhängigkeiten von psychotropen Substanzen gehen also sehr häufig mit psychischen und körperlichen Störungen einher.

Als Suchtmittel geeignet sind Medikamente und andere Substanzen, die eine Änderung der Stimmungs- und Bewusstseinslage oder auch der Erlebnisfähigkeit bewirken. Wenn die angenehme Wirkung bemerkt wird, entsteht beim Konsumenten der Wunsch nach Wiederholung. Das Suchtpotential der einzelnen Stoffe ist stark unterschiedlich. Desgleichen sind auch die körperlichen und psychischen Komplikationen des Missbrauchs einer Substanz unterschiedlich ausgeprägt. **Tabelle 9** soll hier einen Überblick vermitteln.

Tabelle 9: Komplikationen des Missbrauchs psychotroper Substanzen

Welche Suchtmittel führen häufig zu psychischen und körperlichen Komplikationen?

Substanz	Psychische Abhängigkeit	Körperliche Abhängigkeit	Entzugsdelir/ epileptische Entzugsanfälle
Opiate	+	+	–
Alkohol	+	+	+
Sedativa/Hypnotika	+	+	+
Amphetamine/ Ecstasy	+	±	–
Kokain	+	±	– (epileptische Anfälle bei Intox. möglich)
Cannabis	+	–	–
Halluzinogene	±	–	–
organ. Lösungsmittel	+	–	–
Koffein	+	±	–
Nikotin	+	±	–

Die klinischen Erscheinungsbilder der substanzinduzierten Störungen werden nach ICD-10 wie folgt beschrieben:

Was versteht man unter einer akuten Intoxikation?

Was ist ein pathologischer Rausch?

Akute Intoxikation (Rauschzustand) meint ein vorübergehendes Zustandsbild nach Einnahme einer Substanz. Es kann sich dabei um eine unkomplizierte Intoxikation handeln, oder es können andere Störungen wie Halluzinationen, Delir oder somatische Komplikationen (Krampfanfälle, Aspiration bei Erbrechen, Verletzungen etc.) hinzukommen. Beim ***pathologischen Rausch,*** der selten nach Alkoholeinnahme auftreten kann, kommt es zu einer substanzbedingten Bewusstseinsveränderung. Bereits kleine Alkoholmengen können dann zu einem Ausnahmezustand führen, der durch Situationsverkennung und oft auch psychomotorische Erregung charakterisiert ist und von Schlaf gefolgt wird. Im Anschluss besteht eine Amnesie für die Zeit des pathologischen Rausches.

Schädlicher Gebrauch (Missbrauch, Abusus) besteht in einer vermehrten Substanzeinnahme, was zu einer Gesundheitsschädigung körperlicher oder psychischer Art führt.

Was unterscheidet die Abhängigkeit vom schädlichen Gebrauch?

Abhängigkeitssyndrom (Sucht): Die Abhängigkeit von einem Suchtmittel manifestiert sich im unwiderstehlichen Verlangen nach Substanzkonsum. Dieses Bedürfnis nimmt eine zentrale Rolle im Tagesablauf des Betroffenen ein. Andere Interessen werden vernachlässigt. Der Abhängige verliert zunehmend die Kontrolle über sein Konsumverhalten.

Wann spricht man von physischer Abhängigkeit?

Psychische Abhängigkeit, wie sie im obigen Absatz beschrieben ist, kann bei praktisch allen psychotropen Substanzen auftreten (vielleicht mit Ausnahme der Halluzinogene, wo Missbrauch vorherrscht).

Bei der ***physischen Abhängigkeit*** kommt zusätzlich eine körperliche Anpassung hinzu, die von Toleranzentwicklung (Gewöhnung) begleitet ist und wegen nachlassender Wirksamkeit der Substanz zur Dosissteigerung führt. Bei Ausbleiben der Substanzeinnahme entwickelt sich dann auch ein Entzugssyndrom.

Ein ***Entzugssyndrom*** als Folge einer Abhängigkeit besteht in einem Komplex von somatischen und psychischen Symptomen unterschiedlicher Art und Ausprägung (Zittern, vegetative Symptome, Schlafstörungen, Angst usw.). Der Entzug kann kompliziert werden durch Krampfanfälle oder durch ein Delir (bei Alkohol das sog. Delirium tremens).

Psychotische Störungen können nach Einnahme von psychotropen Substanzen auftreten – bekannt sind unter anderem die Alkoholhalluzinose und der alkoholische Eifersuchtswahn (nach langjähriger Abhängigkeit) –, aber auch ein im Verlauf des Substanzkonsums frühes Auftreten von psychotischen Störungen wird beobachtet (z.B. nach Einnahme von Kokain, Amphetamin, Ecstasy oder Halluzinogenen)

Nennen Sie Beispiele für psychotische Störungen als Folge des Konsums einer psychotropen Substanz!

Beim ***amnestischen Syndrom (Korsakow-Syndrom)*** stehen Störungen des Kurzzeitgedächtnisses im Vordergrund. Das Immediatgedächtnis (z.B. Nachsprechen von Zahlenreihen) ist intakt. Konfabulationen sind häufig. Es wird oft von einer mehr oder weniger ausgeprägten Anosognosie begleitet.

Andere Störungen: Sog. «***flashbacks***» sind kurze Episoden, in denen die unter Substanzeinfluss erlebten Eindrücke wieder auftreten. ***Persönlichkeits- und Verhaltensstörungen*** können nach Einnahme von Alkohol, Sedativa und anderen Substanzen auftreten. Bei Alkoholkranken spricht man von äthylischer Wesensänderung. Organisch-toxische Folgezustände manifestieren sich v.a. in ***Störungen der Affektivität (Affektverflachung oder -labilität sowie Gereiztheit), des Antriebs und der Impulskontrolle;*** auch kognitive Beeinträchtigungen kommen vor.

6.3 Abhängigkeit und Missbrauch von legalen Substanzen

6.3.1 Alkoholismus

6.3.1.1 Allgemeines zum Alkoholismus

Welche gesellschaftliche und medizinische Bedeutung kommt dem Alkoholismus zu?

Die Alkoholkrankheit ist ein sozialmedizinisches Problem ersten Ranges. Etwa *4 bis 7%* der Gesamtbevölkerung weisen einen täglichen Alkoholkonsum von mehr als 80g pro Tag auf. Etwa 3 bis 5% der Bevölkerung dürfte vom Alkohol abhängig sein. Männer sind deutlich häufiger alkoholkrank als Frauen, wenngleich bei diesen, ebenso wie bei Jugendlichen, eine zunehmende Tendenz, übermäßig Alkohol zu trinken, zu beobachten ist. Etwa die Hälfte aller Straftaten wird unter Alkoholeinfluss verübt, und Alkohol am Steuer ist häufig Ursache von Verkehrsunfällen.

Wie lässt sich Alkoholismus definieren?

Nach der Definition der WHO sind Alkoholkranke «exzessiv Trinkende, deren Abhängigkeit vom Alkohol einen solchen Grad erreicht hat, dass sie deutliche geistige Störungen oder Konflikte in ihrer körperlichen und geistigen Gesundheit, ihren mitmenschlichen Beziehungen, ihren sozialen und wirtschaftlichen Funktionen aufweisen».

Wie lässt sich der aufgenommene Alkohol nach Konsum alkoholischer Getränke relativ einfach schätzen?

Pharmakologie: Der eingenommene Alkohol wird schnell und praktisch vollständig resorbiert. Für die Schätzung der aufgenommenen Alkoholmenge empfiehlt sich z.B. das Vorgehen über das sog. Standardglas: 3 dl Bier, 1 dl Wein und 2,5 cl Schnaps enthalten je ca. 10 bis 12g reinen Alkohol. Der Alkoholabbau erfolgt mit einer Geschwindigkeit von 0,10 bis 0,15‰/h, wobei dieser nicht beeinflusst wird von der Höhe der Blutalkoholkonzentration. Der Alkohol wird zu Acetaldehyd und dann zu Essigsäure abgebaut. Bei chronischem Konsum tritt eine Enzyminduktion in der Leber auf, die zum rascheren Abbau des Alkohols (0,2‰/h und mehr) führt und die Metabolisierung von Medikamenten beeinflussen kann. Die Toleranzentwicklung (Gewöhnung an die Alkoholwirkung) entsteht durch eine adaptative Veränderung im Gehirn. Es besteht eine Kreuztoleranz zwischen Alkohol und Hypnotika/Sedativa, weshalb Alkoholabhängige meist deutlich höhere Dosen an Narkotika benötigen.

6.3.1.2 Klinik des Alkoholismus

Was sind die Zeichen eines Alkoholrausches?

Akute Intoxikation (Rausch): Ein Alkoholrausch führt zu Euphorie, Enthemmung und herabgesetzter Urteilsfähigkeit. Weiter treten Konzentrationsstörungen, verzögerte Reaktionsbereitschaft, Störungen des Lagesinns und der Motorik, Gangunsicherheit und verwaschene Sprache auf. Deutliche Zeichen eines Rausches zeigen sich meist ab Alkoholkonzentrationen über 1‰, bei alkoholintoleranten Personen geschieht dies bereits bei kleineren Mengen. Blutalkoholkonzentrationen von mehr als 3,5‰ können zum Tode führen. In der **Tabelle 10** sind die Symptome des Alkoholrausches aufgeführt.

Tabelle 10: Symptome des Alkoholrausches

Bereits bei geringer Blutalkoholkonzentration treten auf:	
Psychisch	Enthemmung und Rededrang, Risikobereitschaft steigt, Überschätzung der eigenen Leistungsfähigkeit
Kognitiv	Auffassung und Aufmerksamkeit beeinträchtigt, Reaktionsfähigkeit nimmt ab
Motorisch	Bewegungsdrang
Sehen	Blendungsempfindlichkeit, Auflösungsvermögen vermindert, Schätzung von Entfernung und Geschwindigkeit beeinträchtigt, seitl. Gesichtsfeld eingeschränkt bis hin zu Tunnelblick
Hören, Gleichgewicht	Gehör vermindert, Gleichgewichtsstörung, Fehleinschätzung der Fliehkraft
Bei höherer Blutalkoholkonzentration:	zusätzlich Sprachstörung, Koordinationsstörung, Doppelbilder, Bewusstseinstrübung

***Alkoholabhängigkeit*:** Es gibt verschiedene Erscheinungsbilder der Alkoholabhängigkeit. Die Alkoholkranken stellen keine einheitliche Population dar. Weit verbreitet ist die Einteilung nach Jellinek, die aber auch schädlichen Gebrauch und nicht nur Alkoholabhängigkeit umfasst (Alpha- und Beta-Typ) (vgl. dazu **Tab. 11**).

Jellinek beschrieb vier Stadien der Alkoholismusentwicklung, wobei nicht jede kranke Person alle Stadien durchlaufen muss:

Was sind die Alkoholikertypen nach Jellinek?

Was sind deutliche Zeichen einer beginnenden Alkoholkrankheit (Prodromalphase)?

1. In der **Prodromalphase** nehmen Alkoholkonsum und Toleranz zu. Die betroffene Person muss oft an Alkohol denken (u.a. Vorratsdenken) und beginnt, heimlich zu trinken. Es kommen Schuldgefühle auf. Der Konsum von Alkohol kann bereits zu «Blackouts» mit Amnesien führen. Es wird aber vermieden, über das eigene Alkoholproblem zu sprechen.
2. Die **voralkoholische Phase** beginnt mit unreflektiertem Erleichterungstrinken, das sozial mindestens toleriert, meist sogar gefördert wird. Der erhöhte Alkoholkonsum kann bereits zu Toleranzentwicklung führen. In dieser Phase überwiegen die positiven, belohnenden Wirkungen des Alkohols.

Wie manifestiert sich ein fortgeschrittener, etablierter Alkoholismus (kritische Phase)?

3. In der **kritischen Phase** tritt nach Trinkbeginn immer häufiger ein Verlust der Kontrolle über die weitere Trinkmenge auf. Das Trinken kann nicht mehr begrenzt werden. Freunde und Bekannte beginnen sich abzuwenden, es kommt zu Problemen am Arbeitsplatz und zu fortschreitender sozialer Isolierung. Partnerschaftskrisen und verminderte Libido führen vermehrt zu Eifersucht. Nach Abstinenzphasen treten immer wieder Rückfälle auf. Der Alkoholkranke versucht das Trinken zu begrenzen, z.B. auf bestimmte Tageszeiten. Zunehmende körperliche Abhängigkeit wird deutlich und trägt zur Intensivierung des Alkoholkonsums, teilweise mit morgendlichem Trinken, bei. Es kann eine Mangelernährung auftreten.

Wie ist ein schwerer, chronischer Alkoholismus charakterisiert?

4. Die **chronische Phase** ist geprägt durch morgendlichen Trinkbeginn, teilweise trinkt der Alkoholkranke rund um die Uhr. Der körperliche, seelische und soziale Abbau nimmt bedrohliche Formen an. Die Verträglichkeit für Alkohol nimmt in dieser Phase wieder ab (Toleranzminderung). Dies führt auch beim rauscharmen Pegeltrinker zunehmend zu Rauschzuständen. Komplizierte Entzugssymptome (epileptische Anfälle und Delirien) können auftreten. Es entwickelt sich ein Teufelskreis von Trinken, das gefolgt ist von Schuld- und Schamgefühlen und zunehmenden sozialen sowie beruflichen Schwierigkeiten, die weiter zum Trinken beitragen.

Tabelle 11: Alkoholikertypen nach Jellinek

Art des Alkoholismus	Versuch einer Typisierung	Abhängigkeit	Suchtkennzeichen
Alpha	Problemtrinken (zur Erleichterung bei Unwohlsein, emotionalem Stress)	Keine	kein Kontrollverlust, Fähigkeit zur Abstinenz, kein Entzugssyndrom
Beta	Gesellschaftstrinken (entsprechend der Trinksitten, zur Geselligkeit)	Keine	körperliche Komplikationen, kein Kontrollverlust, kein Entzugssyndrom
Gamma	Absturztrinken (chronisches Problemtrinken mit Rauschzuständen)	Psychisch und physisch	Kontrollverlust, Progression der Trinkmenge (trotz Abstinenzversuchen), häufig Wesensveränderung
Delta	Pegeltrinken	Physisch	Unfähigkeit zur Abstinenz wegen Entzugserscheinungen, rauscharmer, stetiger Alkoholkonsum bei sozialer Integration, körperliche Schäden
Epsilon	Quartalstrinken (Dipsomanie)	Psychisch	episodisch mehrtägige Exzesse mit Kontrollverlust, dazwischen Abstinenzzeiten

Anmerkung: Aus Alpha- kann sich Gammatrinken, aus Beta- kann sich Deltatrinken entwickeln.

Alkoholentzugssyndrom: Das einfache oder unkomplizierte Entzugssyndrom ist durch Tremor, v.a. der Hände, durch Unruhe und Schlaflosigkeit sowie durch Schwitzen, Tachykardie und arterielle Hypertonie charakterisiert. Es wird vom Betroffenen meist durch erneuten Alkoholkonsum behandelt. Am häufigsten tritt es morgens auf, nachdem während der Nacht der konsumierte Alkohol zum Teil abgebaut wurde.

Was für Symptome zeigt das einfache Alkoholentzugssyndrom?

Das komplizierte und schwere Entzugssyndrom geht häufig mit epileptischen Anfällen oder einem ***Alkoholdelir*** (Delirium tremens) einher, in der Regel 2 bis 5 Tage nach Beendigung des Alkoholkonsums. Klinik und Behandlung des Delirs wird ebenfalls im Kapitel «Organisch bedingte Störungen» behandelt. Beim Delirium tremens der Alkoholkranken sind die optischen Halluzinationen und die Suggestibilität (Ablesen von einem leeren Blatt auf Aufforderung) oft besonders stark ausgeprägt.

Amnestisches Syndrom (bzw. Korsakow-Syndrom): Diese gravierende und gar nicht so seltene Komplikation der Alkoholabhängigkeit ist im Kapitel «Organische psychische Störungen» beschrieben.

Was ist eine weitere, gravierende Komplikation einer Alkoholabhängigkeit?

Akute Wernicke-Enzephalopathie: Akuter Notfall durch Vitamin-B_1-Mangel. Dieser ist nicht zuletzt auslösbar durch erhöhten Bedarf an Vitamin B_1 unter Glukoseinfusion! Symptome: Augenmuskellähmung, Gangataxie, gel. Verwirrtheit. Therapie mit parenteraler Vitamin B_1-Substitution. Aus dem akuten Wernicke kann ein chronisches Korsakow-Syndrom entstehen.

Alkoholischer Eifersuchtswahn (Alkoholparanoia): Eifersuchtsvorstellungen sind bei Alkoholkranken häufig. Wenn sich diese Vorstellungen ins Wahnhafte steigern, spricht man von einem Eifersuchtswahn. Ursächlich spielen vorwiegend sexuelle Probleme eine Rolle, meist aber nicht körperliche Funktionsstörungen – diese entstehen durch Leberzirrhose und Hodenatrophie erst spät im Verlauf–, sondern verminderte Libido, Angst vor sexuellem Versagen etc. Die häufigen alkoholbedingten partnerschaftlichen Zerwürfnisse und die verständliche enttäuschte Abwehrhaltung der Partnerin/des Partners spielen eine wesentliche Rolle. Im Eifersuchtswahn wird die Schuld am eigenen Versagen abgewehrt und auf die Partnerin/den Partner projiziert. Die Verdächtigungen können groteske Formen annehmen.

Was versteht man unter alkoholischem Eifersuchtswahn?

Organische Persönlichkeitsveränderung (alkoholische Wesensveränderung): Bei Menschen mit chronischem und schwerem Alkoholkonsum entwickeln sich typische psychische Veränderungen. Die betroffenen Personen bagatellisieren oder verheimlichen häufig ihr Alkoholproblem. Es kommt zu einer «Entkernung oder Vergröberung der Persönlichkeit» und es treten Stimmungslabilität, Kritikmangel und egozentrisches Handeln hervor. Die Symptomatik ist jedoch erstaunlich reversibel, wenn Abstinenz gelingt.

Wann spricht man von einer alkoholischen Wesensveränderung?

Welches sind die Symptome einer akuten Wernicke-Enzephalopathie?

Was versteht man unter einer Alkoholhalluzinose?

Alkoholhalluzinose: Nach lang dauerndem, schwerem Alkoholkonsum kann es zu akustischen Halluzinationen wie Stimmen- oder Geräuschehören, aber auch zu optischen Halluzinationen (Gestaltensehen) kommen. In Verbindung mit den Halluzinationen sind auch Wahnideen möglich. Die Alkoholhalluzinose ist im akuten Stadium klinisch nur sehr schwer von einer schizophrenen Erkrankung abzugrenzen.

Wie kann eine Alkoholhalluzinose behandelt werden?

Alkoholhalluzinose tritt häufig im mittleren Lebensalter auf, oft nach Trinkexzessen. Sehr häufig klingt die Halluzinose nach Absetzen des Alkohols innerhalb einiger Tage wieder ab. Wenn sie, bei ungefähr einem Fünftel der Fälle chronisch wird, ist die Differentialdiagnose zu einer Schizophrenie äußerst schwierig, aber von untergeordneter Bedeutung, da (neben Abstinenz) die Behandlungsrichtlinien analog sind.

Körperliche Folgeerkrankungen: Grundsätzlich kann jedes Organ oder Organsystem direkt oder indirekt durch überhöhten Alkoholkonsum Schaden nehmen. Dies äußert sich auch in einer bis zu siebenfach erhöhten Sterblichkeit der Alkoholabhängigen. Eine wichtige Rolle spielt hierbei auch die gleichzeitig vorhandene Nikotinabhängigkeit (z.B. bei der Entstehung von Karzinomen im Mundbereich, Ösophagus und Magen). Ca. 80% der Alkoholabhängigen sind starke Raucher.

Nennen Sie Beispiele für körperliche Komplikationen einer Alkoholkrankheit!

Es seien an dieser Stelle nur kurz die häufigsten Folgeerkrankungen erwähnt: Äthylische Hepatopathie, Enzephalopathie, Hirnatrophie, zerebelläre Schädigung, Polyneuropathie, Pankreatitis, Gastritis, Fettstoffwechselstörung, Kardiomyopathie, arterielle Hypertonie, Infektanfälligkeit, Hypogonadismus.

Was sind häufige psychosoziale Folgen einer Alkoholabhängigkeit?

Psychosoziale Folgen: Die Alkoholkrankheit ist gekennzeichnet durch deutliche Beeinträchtigungen der zwischenmenschlichen Beziehungen und der sozialen Fertigkeiten. Die Spannungen können zur Trennung vom Partner und zum Verlust der Familie führen. Oft werden die Kranken arbeitslos und von der Sozialhilfe abhängig. Finanzielle Probleme und Konflikte mit dem Gesetz, z.B. wegen Verkehrsdelikten oder häuslicher Gewalt, sind weitere, sozial beeinträchtigende Folgen der Alkoholabhängigkeit.

Zusätzlich zur Alkoholkrankheit leiden viele Patienten an Depressionen und Schlafstörungen. Die Ursache dieser Komorbidität ist mannigfaltig. Sie ist zum Teil toxisch, zum Teil reaktiv (z.B. sekundäre Depression auf verschlechternde Lebensbedingungen) bedingt. Nicht selten handelt es sich aber auch um gleichzeitig bestehende psychische Störungen, welche zur Entstehung der Abhängigkeit beigetragen haben (z.B. sog. primäre Depression). In jedem Fall ist zur Besserung der psychischen Symptomatik Alkoholabstinenz anzustreben. Zusätzlich wird oft eine adäquate Depressionsbehandlung (siehe dort) notwendig sein.

Verlauf: Die Steigerung des Alkoholkonsums steht oft – und insbesondere bei Frauen – in Zusammenhang mit belastenden Lebensproblemen. Bei schwerer Abhängigkeit verläuft die Krankheit im Allgemeinen stetig progredient. Trotzdem sind Besserungen jederzeit möglich.

Was lässt sich zum Verlauf einer Alkoholkrankheit sagen?

Individueller Verlauf und Prognose sind sehr unterschiedlich. Wie bei allen Suchtkrankheiten sind Rückfälle nach Phasen der Enthaltsamkeit häufig. Nach einer stationären suchtspezifischen Behandlung bleibt etwa ein Drittel aller Patienten abstinent. Alleinige körperliche Entzugsbehandlung führt selten zu anhaltender Abstinenz. Nach längerer Enthaltsamkeit sind die Chancen auf dauerhafte Heilung gut.

Wie stehen die Chancen auf Heilung vom Alkoholismus?

6.3.1.3 Assessment des Alkoholismus

Alkoholismus wird häufig nicht erkannt. Zwar begeben sich viele Personen wegen dieses Problems zum Arzt, sprechen dann aber – meist aus Scham – nicht offen darüber. Oft werden dann Andeutungen des Patienten nicht aufgenommen und es wird versäumt, in ein ernsthaftes Gespräch einzutreten.

Zur Anamneseerhebung gehört deshalb die Frage nach den Trinkgewohnheiten. In fortgeschrittenen Fällen lässt sich das volle Ausmaß des Alkoholkonsums allerdings erst durch Fremdauskünfte erkennen. Hinweisend auf Alkoholismus können auch häufigere kürzere Arbeitsabwesenheiten sein.

Was muss bei der Anamneseerhebung des Alkoholkonsums besonders berücksichtigt werden?

In unklaren Situationen – etwa bei Patienten, die verneinen, übermäßig Alkohol zu trinken, bei denen aber trotzdem der Verdacht auf eine Alkoholabhängigkeit besteht – können körperliche Symptome und Laborbefunde auf eine Alkoholkrankheit hinweisen. So soll der Arzt bei einem Patienten in reduziertem Allgemeinzustand, mit Magen-Darm-Beschwerden und Schlafstörungen, der eventuell vergesslich ist, zittert und über Wadenkrämpfe, Muskelzuckungen oder Potenzstörungen klagt, an einen Alkoholkranken denken.

Welche körperlichen Störungen können Frühsymptome eines Alkoholismus sein?

Pathologische Laborbefunde bei Personen mit Alkoholabhängigkeit sind in erster Linie eine erhöhte *GT* und ein erhöhtes oder grenzwertig hohes MCV im Blutbild. Das CDT (Carbohydrat Deficient Transferrin) gibt Hinweise auf vermehrten Alkoholkonsum in den vorangegangenen 1 bis 3 Wochen. Pathologische Werte zeigen sich nach mindestens einwöchiger Einnahme von > 60 g Alkohol täglich. Bei Abstinenz normalisiert sich das CDT innert 10 Tagen bis 3 Wochen. Auch die Messung der Blutalkoholkonzentration kann weiterhelfen. So lässt ein hoher Alkoholgehalt ohne Zeichen von Alkoholisierung eine starke Toleranz bei häufigem Konsum vermuten.

Welche Laborwerte können für die Diagnose einer Alkoholabhängigkeit hilfreich sein?

6.3.2 Therapie des Alkoholismus

Die Therapie alkoholkranker Menschen ist of langwierig. Sie kann in vier Abschnitte eingeteilt werden:

Wie kann ein Patient für die Therapie motiviert werden?

Motivation: Neben der diagnostischen Abklärung werden die gegenwärtige Situation und die Behandlungsmöglichkeiten besprochen. Zu Beginn bagatellisieren und verleugnen Patienten ihre Sucht. Es ist deshalb wichtig, den Patienten bestimmt, aber ohne moralisierenden Unterton, für die Behandlung zu gewinnen.

Wann ist ein stationärer Entzug angebracht?

Welche Medikamente werden im Spital häufig zur Überbrückung der Entzugssymptome verwendet?

Entgiftungsphase (Entzugsphase): Der körperliche Entzug kann, wenn nur leichte Entwöhnungssymptome vorhanden sind, meist ambulant durchgeführt werden. Indikationen für einen stationären Entzug in einer psychiatrischen Klinik oder in einem Allgemeinspital sind fehlgeschlagene ambulante Entzugsversuche, Verwahrlosung, schwere Entzugssyndrome (insbesondere frühere Entzugsanfälle oder Delirien) oder Komorbidität (organische Hirnschädigung, fortgeschrittene körperliche Schädigungen). Auch Patienten mit längeren Phasen von erheblichem Pegeltrinken sollten vorzugsweise stationär entzogen werden. Der stationäre Alkoholentzug dauert in umkomplizierten Fällen ca. 7 bis 10 Tage. Das Entzugssyndrom kann mit Clomethiazol oder mit einem Benzodiazepinpräparat behandelt werden. Der Entzug soll sofort vollständig geschehen. Langsames Reduzieren des Alkoholkonsums ist für die Patienten wesentlich schwieriger und führt selten zum Erfolg.

Was soll in der sog. Entwöhnungsphase der Alkoholismustherapie erreicht werden?

Entwöhnung oder Stabilisierung: Hier geht es darum, sich auf ein Leben ohne Alkoholkonsum einzustellen und Probleme ohne Alkohol lösen zu lernen. Dazu hilfreich ist psycho- und soziotherapeutische Unterstützung, die v.a. der Bewältigung der aktuellen Lebensprobleme und der Entwicklung von Strategien zur Rückfallverhütung dienen soll. Häufig ist es günstig, wenn die Partnerin/der Partner in die Behandlung mit einbezogen wird.

Die Behandlung kann meist ambulant erfolgen. Eine mehrmonatige Therapie in einer spezialisierten Suchtklinik ist aber häufig zu empfehlen. In solchen Spezialkliniken kann eine Kombination von psychodynamisch orientierten Gruppentherapien, individueller Problemlösungstrainings oder kognitiver Verhaltenstherapie angeboten werden.

Weshalb kommt es häufig zu Rückfällen? Weshalb ist eine Betreuung auch über die eigentliche Abstinenz hinaus notwendig?

Nachsorge und Rehabilitation: Die Nachbehandlung dient der weiteren Festigung des Erreichten und wird grundsätzlich ambulant durchgeführt, hauptsächlich bei niedergelassenen Therapeuten, in Suchtberatungsstellen und bei Selbsthilfegruppen (u.a. Anonyme Alkoholiker). Da häufige Ursachen für Rückfälle anhaltend unlösbare Lebensprobleme in Familie und Beruf sind, kommt es darauf an, die Lebensbedingungen (evtl. auch in einer Paar- oder Familientherapie) zu verbessern und die neu erlernten Bewältigungsmöglichkeiten (anstelle des Alkohols als Problemlöser) zu festigen. Manchmal bedarf es auch der Unterstützung bei behördlichen und rechtlichen Angelegenheiten. Langfristig sollen Selbsthilfe und Eigenständigkeit gefördert werden. Die meisten Rückfälle ereignen sich in den ersten 6 bis 12 Monaten nach der stationären Behandlung, weshalb die Behandlungsdauer nach Austritt mindestens diesen Zeitraum abdecken sollte.

Die **Pharmakotherapie** soll höchstens ergänzend zu psychotherapeutischen und psychosozialen Maßnahmen eingesetzt werden. Im Vordergrund steht die Behandlung mit Disulfiram, einem Hemmer der Acetaldehyddehydrogenase. Die Ansammlung von Acetaldehyd nach dem Konsum von Alkohol bewirkt unangenehme Symptome. Sie reichen von Hitzegefühl, Schwitzen, Herzklopfen, Übelkeit und Erbrechen bis zum Kreislaufkollaps.

Welches Medikament kann zur Unterstützung der Entwöhnung eingesetzt werden?

Disulfiram darf bereits nach ca. 3 Tagen sicherer Abstinenz verabreicht werden, wobei das Medikament von einer nahe stehenden Person oder einer neutralen Stelle (Hausarzt, Apotheke) abgegeben werden soll. Nicht in Frage kommt hierfür wegen Konfliktgefahr die Lebenspartnerin/der Lebenspartner. Die Wirksamkeit wird meist anhand der Durchführung eines sog. Trinkversuchs unter stationären Bedingungen geprüft (nach Aufdosieren des Antabus wird dem Patienten unter ärztlicher Überwachung z.B. 2dl Wein gegeben). Bei Patienten, die gar nicht oder aber lebensbedrohlich auf den Trinkversuch reagieren, sollte von der Disulfiram-Behandlung abgesehen werden. Kontraindikationen für die Disulfiram-Behandlung (inkl. Trinkversuch) stellen insbesondere schwere Krankheiten des Herz-Kreislauf-Systems dar. Bei einem deutlichen Anstieg der Transaminasen ist an eine Disulfiram-Hepatitis (allergisch bedingt) zu denken und das Medikament abzusetzen. Regelmäßige Leberwertkontrollen sind nötig. Bei sehr impulsiven Patienten ist eine Disulfiramtherapie ebenfalls kontraindiziert, da ein weiteres Trinken trotz Disulfiram befürchtet werden muss. Eine aufgezwungene Behandlung mit Disulfiram ist in aller Regel zum Scheitern verurteilt.

Welche einfachen Richtlinien sollen bei der Behandlung mit Disulfiram berücksichtigt werden?

Eine neuartige Substanz ist Acamprosat. Sie soll bei alkoholabhängigen Patienten das Bedürfnis nach Alkohol vermindern. Gleichzeitige Alkoholzufuhr ist ungefährlich. Neue Untersuchungen haben ergeben, dass auch der Opiatantagonist Naltrexon das Verlangen nach Alkohol dämpfen kann, bzw. die euphorisierende Wirkung des Alkohols ausbleibt. Nicht ganz ungefährlich ist die hierbei beobachtete Tendenz der Patienten, entsprechend höhere Alkoholmengen zu sich zu führen, um diesen Effekt zu vermeiden.

6.3.3 Abhängigkeit von Sedativa und Hypnotika

Stoffgruppen: Bis vor ca. 25 Jahren war die ***Barbituratabhängigkeit*** (damals auch in gewissen Analgetika enthalten) häufig. Barbiturate wirken nicht nur sedierend, sondern haben auch eine euphorisierende Komponente. Sie führen rasch zu Toleranz und Wirkungsverlust, weshalb sie heute nicht mehr als Schlafmittel verwendet werden. Abhängigkeiten stellen seither eine Rarität dar.

Heutzutage häufiger anzutreffen ist die Abhängigkeit von den oft verordneten ***Benzodiazepinen***. Wahrscheinlich laufen gewisse Patientengruppen eine erhöhte Gefahr, einen Missbrauch oder eine Abhängigkeit zu entwickeln. Es sind dies solche mit Substanzstörungen (v. a. Alkohol und Opiate) und mit Persönlichkeitsstörungen. Ebenfalls scheint die Langzeitverschreibung von kurz- resp. ultra kurz wirkenden Benzodiazepinen problematisch. Paradoxe Reaktionen, Enthemmung und sogar kriminelle Handlungen sollen unter deren Einfluss vergleichsweise häufig sein. Zudem ist es auch im Hinblick auf die Entstehung einer Abhängigkeit ungünstig, Benzodiazepine für Beschwerden zu verschreiben, für deren Behandlung sie nicht indiziert sind (häufig). Besondere Vorsicht gilt bei der Verschreibung für ältere Patienten. Myorelaxation mit konsekutiven Stürzen und Verwirrtheitszustände sind in dieser Altersgruppe zu befürchten.

Klinik: Die Symptome einer Abhängigkeit von Benzodiazepinen äußern sich in affektiver Labilität, neurologischen Symptomen (amnestische Syndrome), Zeichen persönlicher Vernachlässigung, Leistungseinbußen und Arbeitsabsenzen. Die Einnahme hoher Dosen über längere Zeit kann zu irreversiblen kognitiven Einbußen führen. Bei schnellem Absetzen sind Entzugserscheinungen (inkl. Delir und epileptischen Anfällen) möglich.

Therapieproblematik: Häufig liegen Angststörung, Schlafstörungen oder andere psychiatrische Probleme als Grund für die Verschreibung der Benzodiazepine vor. Ein völliges Absetzen ist oft gar nicht möglich, weil die Beschwerden der Grundstörung wieder auftreten. Vor einer Verschreibung von Benzodiazepinen soll daher jeweils abgeklärt werden, ob für die betreffende Störung andere adäquate Therapien möglich wären, bei Angststörungen z.B. eine Psychotherapie oder eine medikamentöse Therapie mit einem Antidepressivum. Falls – was nicht selten der Fall ist – die Verschreibung von Benzodiazepinen trotzdem notwendig ist, sollte diese wenn möglich zeitlich begrenzt werden. Die Patienten sind über das Risiko der Entstehung einer Abhängigkeit aufzuklären.

6.3.4 Nikotinabhängigkeit

In Europa raucht – konservativ geschätzt – ein Drittel der erwachsenen Bevölkerung. Gegenwärtig rauchen Männer etwas mehr als Frauen, wobei der Konsum bei Frauen deutlich zunimmt. Ein Fünftel der Raucher gilt als schwer abhängig und braucht ärztliche Unterstützung bei der Entwöhnungsbehandlung. Ein wichtiges Kriterium für eine Nikotinabhängigkeit sind die Entzugserscheinungen, wie

Welches sind die typischen Entzugserscheinungen der Nikotinsucht?

1. leichte Erregbarkeit
2. Angstgefühl
3. Schlafstörungen
4. Craving (heftiges Verlangen nach Zigaretten)

Ferner ist bei der Erfassung der Nikotinabhängigkeit

1. der Tageskonsum an Zigaretten,
2. die Einstellung zum Rauchen und
3. bisherige Erfahrungen mit Entwöhnungsbehandlungen

zu erfragen.

Bei nikotinabhängigen Menschen ist eine **Rauchentwöhnungsberatung** angezeigt. Als medikamentöse Entzugshilfe 1. Wahl gilt die Behandlung mit Nikotinpräparaten. Dabei kommen Kaugummis (2 mg und 4 mg Nikotin), Nikotinpflaster, Nasalsprays und Inhaler zur Anwendung. Die Wirksamkeit dieser Präparate ist gut dokumentiert, wobei bei starkem Craving der Nasalspray am wirksamsten ist.

Als Therapie 2. Wahl gilt die Behandlung mit Bupoprion. Bupoprion ist ein schwacher Dopamin-, Noradrenalin- und 5-Hydroxytryptamin-Aufnahmehemmer. Bei einer starken Nikotinabhängigkeit kann Bupoprion in Kombination mit Nikotinpräparaten verschrieben werden. Kontraindikationen für Bupoprion sind Krampfleiden, Bulimie und die Einnahme von MAO-Hemmern. Eine gleichzeitige Therapie mit anderen Psychopharmaka sowie Glukokortikoiden sollte vermieden werden.

6.4 Abhängigkeit und Missbrauch von illegalen Drogen

6.4.1 Epidemiologie

Die Prävalenz der Abhängigkeit von Heroin und Kokain dürfte in der Schweiz seit längerem stabil bei etwa 0,5% der Bevölkerung liegen. Zugenommen hat der Konsum von Cannabis. Im Jahre 2001 gab in der

Schweiz bei den 15- bis 19-Jährigen ein knappes, bei den 20- bis 24-Jährigen ein gutes Viertel an, aktuell Cannabis zu konsumieren. Bei den 25- bis 44-Jährigen sind es knapp 10% und bei den 45- bis 59-Jährigen noch 4%, die sich als aktuell Konsumierende bezeichnen. Die Prävalenz der Abhängigkeit von anderen Drogen liegt unter 0,1%. Todesfälle durch Drogen haben in der Schweiz seit 1992 abgenommen.

(Die Zahl der Personen mit kritisch zu beurteilendem Medikamentengebrauch liegt höher, v.a. unter den Frauen. Hauptsächlich werden Benzodiazepine missbraucht. Personen, die psychiatrisch hospitalisiert werden, nehmen häufig Drogen ein. Gemäß einer Untersuchung an der Psychiatrischen Universitätsklinik Zürich gebraucht jede dritte regelmäßig [dreimal und mehr pro Woche] Alkohol, jede vierte illegale Drogen und jeder fünfte harte illegale Drogen, z.B. Opiate und Kokain.)

6.4.2 Abhängigkeit von Opiaten

Welche Substanzen gehören zur Gruppe der Opiate?

Opium ist seit historischer Zeit für seine berauschende Wirkung bekannt und wurde auch seit jeher als Therapeutikum verwendet. Zu einem großen Problem ist die Heroinabhängigkeit in den Industrienationen seit den 70er-Jahren geworden. ***Heroin (Diacetylmorphin)*** kommt nicht natürlich vor, sondern wird durch chemische Prozesse aus Opium hergestellt. Weitere zu dieser Gruppe zählende Substanzen sind die stark wirksamen Analgetika Pethidin, Pentazocin und Tilidin, codeinhaltige Antitussiva und Analgetika, sowie die auch in der Substitutionstherapie verwendeten Substanzen ***Methadon*** und ***Buprenorphin***.

Pharmakologie: Die zentralnervös dämpfende Wirkung der Opiate besteht in Analgesie, Sedation und Dämpfung der vegetativen Zentren der Medulla oblongata, die u.a. zu Atemdepression und antitussivem Effekt führt. Zentral erregend wirken Opiate auf Belohnungszentren des limbischen Systems und des Kortex und auf die Okulomotoriuskerne (Miose). Die Wirkung wird über Opiat-Rezeptoren vermittelt.

Peripher führen Opiate im Allgemeinen zu einer Tonussteigerung der glatten Muskulatur (Obstipation, Harnverhalten, Gallenkoliken etc.), andererseits zu Tonusverminderung der Blutgefäße.

Die Wirkungen auf das endokrine System sind bei kurzwirksamen und länger wirksamen Opioiden sowie bei toleranten resp. nichttoleranten Konsumenten teilweise unterschiedlich.

Wie sieht das Entzugssyndrom von Neugeborenen opiatabhängiger Frauen aus?

Opiate passieren die Plazentaschranke und sind milchgängig. Bei Neugeborenen opiatabhängiger Frauen kann somit ein Entzugssyndrom auftreten (Tremor, Hyperreflexie, Krämpfe, Schreien, Fieber, Tachypnoe).

Da Opiate meist nur langsam resorbiert und in der Leber metabolisiert werden, werden sie kaum oral aufgenommen (Ausnahmen: Opium, Methadon). Beim Schnupfen («Sniffen») erfolgt die Resorption ebenfalls relativ langsam. Beim Rauchen ist die Aufnahme schnell. Der Vorteil dieser Applikationsform gegenüber einer i. v. Injektion besteht in tieferem Infektionsrisiko und der kleineren Gefahr der Überdosierung. Die direkte intravenöse Applikation («Fixen») führt am effektivsten zur gewünschten raschen Anflutung im Hirn («Flash»).

Die Plasma-**Halbwertszeiten** bei einmaliger Dosis betragen:

1. Morphin: 3 bis 4 Std.
2. Heroin: wenige Minuten
3. Methadon: 6 bis 24 Std. (in Substitutionsbehandlung bis 35 Std.)

Die **mittleren letalen Dosen (LD50)** sind stark vom Toleranzniveau abhängig. Bei nichttoleranten Individuen muss von folgenden ausgegangen werden:

1. Morphin: 50 mg
2. Heroin: 20 bis 50 mg
3. Methadon: 60 bis 80 mg

6.4.2.1 Klinik des Opiatmissbrauchs

Rausch: Glücksgefühl, distanziertes Wohlbefinden und Somnolenz sind Charakteristika eines Opiatrausches. Der prozentuale Anteil von Heroin in den illegal gehandelten Produkten ist verschieden. Es besteht daher die Gefahr einer Überdosis. Nach einem kurzen Entzug kann es bei einem Rückfall wegen fehlender Toleranz ebenfalls zur Überdosierung kommen. Bei Vorliegen der Trias ***Bewusstseinsstörung, Miose und Atemdepression*** muss an eine Opiatvergiftung gedacht werden.

Bei welchen Symptomen muss an eine Opiatvergiftung gedacht werden?

Abhängigkeit: Bei der Opiatabhängigkeit wird die Droge meist mehrmals täglich appliziert. Viele Heroinabhängige sind gezwungen, ihren Konsum durch Kreditaufnahme, Prostitution und illegale Aktivitäten zu finanzieren. Daneben gibt es aber auch Personen, die sozial relativ gut integriert bleiben. Sie haben oft erst im Erwachsenenalter mit dem Heroinkonsum begonnen. Opiate führen nach längerem und intensiverem Gebrauch zu (hirn-)organischen Veränderungen und Schäden. Problematisch ist auch die Injektion von und mit unsterilem Material, die zu potentiell schweren infektiösen Komplikationen, sei es lokaler oder systemischer Art, führen kann. Die Verwendung gebrauchter Spritzen und Paraphernalia erhöht auch das Risiko einer Ansteckung mit Hepatitis B, C sowie HI-Viren. Der «life-style» von Heroinabhängigen (ungesunde Ernährung, wenig Bewegung, starkes Rauchen etc.) ist zusätzlich der Gesundheit abträglich.

Entzugssyndrom: Die Entzugssymptome sind bei Opiatabhängigkeit ausgeprägt und quälend. Zu erwähnen sind Depressivität, Ängstlichkeit, Nervosität, Verlangen nach der Droge («Craving»), Nasenlaufen, Schwitzen, Tränenfluss, Jucken, Gänsehaut, gestörte Hitze- und Kälteempfindung, Knochen- und Muskelschmerzen, arterielle Hypertonie, erhöhte Temperatur, Tachykardie, Tachypnoe, Übelkeit, Schlaflosigkeit, Muskelkrämpfe, Durchfall, Erbrechen und sehr selten Schock und Kreislaufversagen. Komplikationen sind vor allem Suizidhandlungen, andere psychische Ausnahmezustände und epileptische Anfälle (Letztere nur bei Neugeborenen).

Wann setzen die Entzugssymptome von Heroinabhängigen ein?

Die Entzugssymptome beginnen bei Heroin nach 8 bis 12 Std., zeigen nach 48 bis 72 Std. ein Maximum und können insgesamt 5 bis 10 Tage andauern. Längere Entzüge bei akutem Absetzen von Methadon sind möglich.

Verlauf der Abhängigkeit: Pro Jahr sterben ca. 2% der Heroinabhängigen an einer Überdosis (unbeabsichtigt oder in suizidaler Absicht) oder an den Folgen der oben beschriebenen Komplikationen. Etwa ähnlich viele beenden ihren Konsum. Heroinabhängige jenseits des 40. Lebensjahres waren noch vor zehn Jahren selten.

6.4.2.2 Therapie der Opiatabhängigkeit

Obwohl die Zahl der sog. «Selbstheiler» wahrscheinlich unterschätzt wird, ist nur eine Minorität der Heroinabhängigen in der Lage, den Konsum ohne therapeutische Hilfe aufzugeben.

Die Herstellung eines stabilen therapeutischen Kontakts mit Heroinabhängigen ist oft problematisch. Kontakt- und Beziehungsschwierigkeiten, Frustrationsintoleranz und Misstrauen von Seiten der Patienten sowie gesellschaftliche Marginalisierung, verbunden mit Vorurteilen erschweren die Behandlung. Niederschwellige Angebote (z.B. Gassenarbeit) sollen diese Aufgabe erleichtern.

Es soll versucht werden, auch nicht zum Ausstieg motivierte Personen langfristig zu betreuen und den Kontakt zu ihnen aufrechtzuerhalten. Wichtigste Behandlungsmöglichkeit ist eine ***Substitutionsbehandlung*** mit Methadon, Buprenorphin und in seltenen, schweren Fällen mit pharmazeutisch reinem Heroin (in der Schweiz). Die Substitutionsbehandlung wird begleitet von einer regelmäßigen psychosozialen Betreuung. Durch Urinkontrollen kann der Behandlungsverlauf dokumentiert werden. Auf diese Weise sollen Überlebenshilfe, HIV- und Hepatitis-Prävention, Beratung und soziale (Re-) Integration erreicht werden. Substitutionsbehandlungen sind somit langfristig anzulegen. Wichtigste Prädiktoren einer erfolgreichen Substitutionsbehandlung sind eine adäquate Dosierung (Methadon meist zwischen 60 und 120mg/d, Buprenorphin zwischen 8 und 16mg/d), kein kurzfristiges Drängen auf Abbau des Substituts und die sorgfältige Gewährung von Mitgabedosen, um Integrationsanstrengungen nicht zu gefährden.

Was ist das Ziel der Substitutionsbehandlung von Heroinabhängigen?

Weitere wichtige Behandlungsmöglichkeiten sind das Angebot von Tagesstrukturen und Notschlafstellen.

Kontrovers ist die Behandlung Heroinabhängiger mit dem kurzfristigen Ziel «Opiatabstinenz». Verschiedene Untersuchungen belegen hohe Rückfallraten und ein erhöhtes Morbiditäts- und Mortalitätsrisiko. Angesichts dieser Befunde ist auf einer klaren Indikationsstellung zu bestehen. Namentlich Entzugsbehandlungen auf geschlossenen Stationen einer psychiatrischen Klinik und nachfolgende Entlassungen ohne Anschlussbehandlung sollten vermieden werden.

Während einer erfolgreichen (Langzeit-) Substitution kann versucht werden, das Substitutionsmedikament auf ambulanter Basis zu reduzieren. Notwendig ist dabei ein enges Monitoring, das darüber Aufschluss geben soll, ob der Heroinkonsum wieder aufgenommen oder ob auf andere Substanzen (v.a. Alkohol und Benzodiazepine) ausgewichen wird.

Langzeitbehandlungen in so genannten Therapeutischen Gemeinschaften sind – unabhängig von der Möglichkeit substituiert zu werden – für Patienten effektiv, die diese Behandlungen nicht frühzeitig abbrechen (> als 3 Monate Verweildauer).

6.4.3 Cannabis

6.4.3.1 Allgemeines

Cannabis wurde zuerst vor allem in China (im 3. Jahrtausend vor Christus) und in Indien (1. Jahrtausend vor Christus) als Heil- und Rauschmittel, häufig in Verbindung mit religiösen Riten, verwendet. In Europa spielt es erst seit dem 19. Jahrhundert nach Christus eine Rolle.

Wichtigster psychotroper Wirkstoff der Hanfpflanze ist das D^9-Tetrahydro-cannabinol (THC). Die Wirkung ist rezeptorvermittelt. Das aus den Blüten gewonnene Harz wird Haschisch genannt. Mit dem Begriff Marihuana oder «Gras» werden die aufbereiteten Blüten und Blättern der Hanfpflanze bezeichnet.

Die Applikation erfolgt meist in Form von Rauchen; Cannabis kann aber auch oral (z.B. in Gebäck oder Getränken) eingenommen werden.

6.4.3.2 Klinik des Cannabis-Konsums

Der ***Cannabis-Rausch*** ist geprägt durch ein Glücksgefühl. Das Bewusstsein kann subjektiv erweitert erfahren werden. Zuvor nicht wahrgenommene Reize erreichen das Bewusstsein. Bei hohen Dosierungen können Verkennungen, Halluzinationen, paranoide Ideen und Depersonalisationserscheinungen auftreten. Die kurzzeitigen somatischen Auswirkungen bestehen in einer Erhöhung der Herzfrequenz und des Blutdrucks. Wegen der spasmolytischen, antiemetischen, analgetischen und

Welche psychopathologischen Symptome treten im Cannabis-Rausch auf?

appetitsteigernden Wirkung werden in jüngerer Zeit wieder vermehrt auch medizinische Verwendungen gesucht. Die Existenz einer Cannabispsychose wird kontrovers diskutiert. Bedenklich ist der von verschiedenen Forschungsgruppen gefundene Zusammenhang zwischen psychischen Störungen (schizophreniforme Störungen, Depressionen, Angststörungen) und intensiverem Konsum. Das Gleiche gilt für die möglicherweise nur teilweise reversiblen Beeinträchtigungen mnestischer Funktionen. Die enge Assoziation von Cannabis-Konsum mit Rauchen führt zu entsprechenden körperlichen Schäden.

In den letzten zehn Jahren ist der THC-Gehalt in den auf dem illegalen Markt angebotenen Produkten gestiegen.

6.4.3.3 Therapie

Die Therapie ist weitgehend symptomatisch. Ob ein spezifisches Cannabis-Entzugssyndrom existiert, ist nicht gesichert. Allenfalls können angstlösende Medikamente eingesetzt werden, falls während der Intoxikation oder nach Absetzen ängstlich gefärbte Unruhe auftreten sollte.

6.4.4 Kokain

6.4.4.1 Allgemeines

Kokain wird aus den Blättern des in Südamerika heimischen Koka-Strauches hergestellt. Unter den südamerikanischen Indianern der Andenregion ist das Kauen von Koka-Blättern gegen Erschöpfung und zur Dämpfung des Hungergefühls seit jeher verbreitet. In der Kolonialzeit wurde es sogar (z.B. bei Minenarbeitern) gefördert. Wegen seiner lokalanästhetischen Wirkung war Kokain vor allem in der ORL- und Augenheilkunde lange Zeit ein geschätztes Medikament.

Kokain erhöht die Verfügbarkeit von Dopamin, Serotonin und Noradrenalin über eine Blockade des Rücktransports in das präsynaptische Neuron. Die Wirkung auf das Dopaminsystem ist am ausgeprägtesten.

Kokain wird geschnupft («Sniffen»), i.v. gespritzt («Fixen»), als Crack oder als Free Base geraucht. Beim Sniffen tritt der Effekt nach 1 bis 3 Minuten ein und dauert 25 bis 60 Min. Beim Fixen wirkt das Kokain schon nach wenigen Sekunden und für eine Dauer von 5 bis 20 Min. Die schnelle Anflutung im Gehirn führt zu einem «Flash», wiederholte Injektionen sind verbreitet. Crack ist eine Zubereitung von Kokainhydrochlorid und Natriumbicarbonat, die geraucht wird und deren Effekt nach wenigen Sekunden eintritt. Es wird ein «Flash» erzielt, aber die Wirkung hält nur wenige Minuten an. Die Inhalationen werden deshalb oft wiederholt. Die Abhängigkeit von Kokain manifestiert sich vor allem in einer Frequenzsteigerung der Einnahme (im Gegensatz zu den Opiaten, wo primär die Dosis gesteigert wird).

6.4.4.2 Klinik des Kokaingebrauchs

Rauschzustand: Kokain wirkt stimulierend und euphorisierend und führt zu allgemeinem Wohlbefinden und positiv erlebter Intensivierung der Empfindungen (Zustand des «High-seins»). Körperlich wirkt die Substanz sympathikomimetisch und führt zu den entsprechenden Effekten (Vasokonstriktion, Blutdrucksteigerung, Tachykardie, Mydriase etc.).

Wie ist der Rauschzustand bei Kokain-Einnahme?

Nach einigen Minuten beginnt die Euphorie abzuklingen. Äußere Reize werden negativ und als beängstigend empfunden. Die Umgebung kann illusionär verkannt werden und Körperhalluzinationen sind möglich.

In einer dritten Phase kommt es zum Ausklingen («Crash») mit Erschöpfung, Antriebslosigkeit, Müdigkeit und Depression. Es entwickelt sich ein starkes Verlangen nach erneuter Applikation (sog. «Craving»).

Der Kokainkonsum führt häufig zu körperlichen Komplikationen. Überdosierung kann zum Tod führen. Folge der lokalanästhetischen Komponente sind Arrhythmien und epileptische Anfälle. Die Gefäßkontraktionen (auch an Koronarien und Hirnarterien!) können zu ischämischen Schäden führen. Nasenseptumdefekte sind beim Kokainschnupfen besonders häufig. In der Leber kann es zu akuten Lebernekrosen kommen. Eine Kokain-assoziierte Rhabdomyolyse mit akutem Nierenversagen ist eine weitere mögliche Komplikation. Kokainabhängige sind oft abgemagert, weil Kokain den Appetit unterdrückt.

Welches sind die körperlichen Komplikationen des Kokain-Konsums?

Psychische Nebenwirkungen des Kokainrausches sind Erregung, Angst und toxische Psychose (Kokainpsychose).

Schädlicher Gebrauch und Abhängigkeit: Es gibt Konsumenten, die Kokain im beruflichen oder freizeitlichen Kontext zur Leistungssteigerung einnehmen («Schickeria-Droge»). Kokain weist aber ein großes Abhängigkeitspotential auf. Bei häufigem Gebrauch entwickelt sich Toleranz gegen die euphorisierende Wirkung, während sich Angst und Misstrauen verstärken.

Viele Kokainkonsumenten nehmen zusätzlich andere psychotrope Substanzen ein. Die Kombination von Kokain mit Heroin wird als «Cocktail» bezeichnet. Der so genannte «Speedball»-Effekt besteht darin, dass die Heroinwirkung das unangenehme «Ausfahren» der Kokainwirkung auffängt und erträglich macht. Das verbreitetste Konsummuster auf der Gasse ist heute der «Cocktail».

6.4.4.3 Therapie der Kokainabhängigkeit

Die Therapie der akuten toxischen Effekte des Kokains richtet sich nach den Symptomen. Bei Angstzuständen können z. B. Benzodiazepine verschrieben werden, bei Psychosen sind Antipsychotika die Mittel der Wahl. Vermieden werden sollte die Verschreibung von ß-Blockern, da deren Wirkung, zusammen mit der gefäßkonstringierenden Wirkung von Kokain, zu kardialen Ereignissen (z.B. Myokardinfarkt) führen kann. Auch kombinierte - und ß-Blocker sollten nicht verabreicht werden.

Medikamentöse Therapien sind heute noch experimentell. Dopamin-Transporter Modifikatoren, Dopamin-D2 und -D3 Agonisten/Antagonisten, GABA (B)-Agonisten und aktive sowie passive Immunisierung (Impfungen) befinden sich in Entwicklung.

Verhaltenstherapeutische Verfahren, im Rahmen derer Kokainabstinenz durch Vouchers belohnt wird, haben den besten Wirksamkeitsnachweis. Bekannt sind die Schwierigkeiten, Kokainabhängige in Therapie zu halten.

6.4.5 Amphetamine und MDMA

Amphetaminartige Substanzen gehören zu den Stimulanzien. Die pharmakologische Wirkung kann mit Kokain verglichen werden. Doch haben Amphetamine eine längere Wirkungszeit. Die euphorisierende Wirkung ist schwächer.

Häufigere Komplikationen sind Angstzustände, seltenere Delirien. Toxische Akutwirkungen können gleich wie durch Kokain verursachte behandelt werden.

Amphetamine werden oft zur Leistungssteigerung gebraucht. Die an sich seltene Abhängigkeit von Amphetaminen ist heute eher zunehmend. Häufige Einnahme geht mit Toleranzentwicklung und Dosissteigerung einher. Beim chronischen Konsum kann es zur Entwicklung einer schizophrenieartigen ***Amphetaminpsychose*** kommen, die differentialdiagnostisch von einer paranoiden Schizophrenie kaum zu unterscheiden ist. Auch depressive Zustände und oligosymptomatische Psychosen (Paranoia, Dermatozoenwahn) kommen vor.

MDMA (Ecstasy) (3,4-Methylendioxymethamphetamin) wurde bereits 1898 zum ersten Mal synthetisiert und 1914 patentiert. Es kam in den 70er und 80er Jahren zusammen mit in Drogenlabors neu entwickelten Substanzen, den sog. **Designerdrogen** (z.B. MDE, in der Szene «Eve» genannt, mit praktisch gleicher Wirkung wie MDMA) wieder auf. MDMA ist verbreitet in der Dance-, Techno- und Rave-Szene. Die Substanz wirkt dopamin- und serotoninfreisetzend. Eine Tablette enthält ca. 100 bis 150 mg MDMA. Die Wirkung tritt 20 bis 85 Min. nach Einnahme auf und dauert 2 bis 3 Std.

Häufige Einnahme und Dosiserhöhung führen rasch zu Toleranz bezüglich der angenehmen Wirkungen, aber zu Verstärkung der unerwünschten Nebeneffekte am Tag danach (Müdigkeit, Kopfschmerzen, «Kater»). Die Einnahme erfolgt deshalb überwiegend intermittierend, z.B. nur an Wochenenden. Dieses selbstlimitierende Konsummuster legt die Interpretation nahe, dass MDMA nicht zu Abhängigkeit führt.

Es gibt allerdings eine Minderheit von Konsumenten, die MDMA in erhöhter Dosierung und gesteigerter Frequenz einnehmen, wobei diese Personen meist auch andere Substanzen missbrauchen.

6.4.5.1 Klinik des MDMA-Konsums

MDMA bewirkt Bewusstseinsveränderungen mit emotionaler Stimulation, erhöhter Reaktionsbereitschaft und gesteigertem Antrieb. Die sog. **entaktogene Wirkung** besteht in einer Steigerung des Selbstwertgefühls mit Angstfreiheit und im Abbau von Kommunikationsbarrieren bei verstärkter Empathie («Umarmungsdroge»). Es treten oft auch Wahrnehmungsveränderungen optischer, akustischer und taktiler Art auf.

Welches sind die körperlichen Nebenwirkungen des MDMA-Konsums?

An akuten körperlichen Nebenwirkungen können u.a. Muskelkrämpfe (v.a. Kiefermuskulatur mit Kiefersperre und Zähneknirschen), Tachykardie, Mundtrockenheit, Zittern, Herzklopfen, Hitzewallungen oder Kälteschauer sowie Schwindel und Übelkeit auftreten. Gefährlich ist der Flüssigkeitsverlust als Folge exzessiven Schwitzens beim ununterbrochenen Tanzen. Es traten bei extensivem Tanzen Todesfälle infolge Hyperthermie, intravasaler Gerinnung und Niereninsuffizienz (infolge Rhabdomyolyse) auf.

Selten wurden folgenschwere psychische Komplikationen mit Angstzuständen und psychotischen Symptomen beschrieben, die ähnlich wie bei LSD zu panikartigen Reaktionen und tödlichen Unfällen führen können.

Die Toxizität von MDMA darf als relativ gering gelten. Allerdings besteht ein gewisser Verdacht auf hepatotoxische Effekte. Als Langzeitfolgen scheinen gemäß Tierversuchen Schädigungen der serotonergen Neurone möglich zu sein. Ob solche Schädigungen auch beim Menschen auftreten und wenn ja, welche Folgen sie haben, wird zur Zeit erforscht.

6.4.6 Halluzinogene

Allgemeines: Zu dieser Gruppe gehören die synthetischen Substanzen ***LSD*** (Lysergsäurediäthylamid) und ***PCP*** (Phencyclidin, «angel dust»). ***Mescalin*** ist ein Alkaloid des Peyote-Kaktus und ***Psilocybin*** kommt im Pilz Psilocybe mexicana vor. Diese beiden Substanzen werden von den Indianern Mexikos als Rauschmittel verwendet.

6.4.6.1 Klinik des Konsums von Halluzinogenen

Der ***LSD-Rausch*** wird als (psychoseähnliche) Bewusstseinsänderung erlebt. Dabei bleibt die Einsicht in das Artifizielle des Zustandes erhalten. Der Patient ist weiterhin der Selbstbeobachtung fähig. Charakteristisch sind veränderte Wahrnehmungen (wie abgewandelte Farbwahrnehmung und Pseudohalluzinationen). Oft wird auch eine Veränderung des Zeiterlebens beobachtet. Wahnhaftes Erleben kann vereinzelt vorkommen. Das Körperschema kann sich auflösen und einer Empfindung des Einsseins mit dem Universum Platz machen. Die Gefühlslage kann unter Umständen rasch von Euphorie zu Angst umschlagen.

Körperlich kommt es als Folge sympathischer Erregung zu Tachykardie, Blutdruckerhöhung und Mydriase. Die akute somatische Toxizität von LSD ist sehr niedrig.

Eine schwere psychiatrische Komplikation des LSD-Rausches ist der angstgeprägte «Horrortrip». Infolge herabgesetzten Realitäts- und Urteilsvermögens kann es zu gefährlichen Aktionen kommen, z.B. zum Sprung aus dem Fenster.

LSD wird in der Regel nicht regelmäßig eingenommen, der chronische Missbrauch ist selten. Gelegentlich können unter LSD längerandauernde psychotische Zustände auftreten. Hier wird eine Disposition zu einer funktionellen Psychose angenommen. Noch lange Zeit nach abgeklungenem Rausch können assoziativ sog. ***Flashbacks*** auftreten. Diese können sich mehrfach wiederholen, verschwinden aber meist mit der Zeit.

6.4.6.2 Therapie

Die Behandlung eines Horrortrips besteht hauptsächlich in beruhigender Überwachung, evtl. unterstützt durch Benzodiazepinabgabe oder im Notfall durch Abgabe eines Antipsychotikums.

6.4.7 Lösungsmittel

Das abhängige Inhalieren organischer Lösungsmittel (u.a. Klebestoff, Lacke, Lackentferner und Reinigungsmittel) ist im deutschsprachigen Raum sehr selten. An Komplikationen akuter Art sind delirante Zustände, Bewusstseinsverminderung, Atemdepression und andere, mit spezifischen Inhalantien assoziierte Komplikationen möglich. Die chronische Einnahme kann zu Schädigung des Nervensystems (Enzephalopathien, Polyneuropathien) und innerer Organe führen. Abhängigkeiten von flüchtigen Lösungsmitteln sind in ärmeren Ländern bei Kindern und Jugendlichen aus unterprivilegierten Schichten verbreitet.

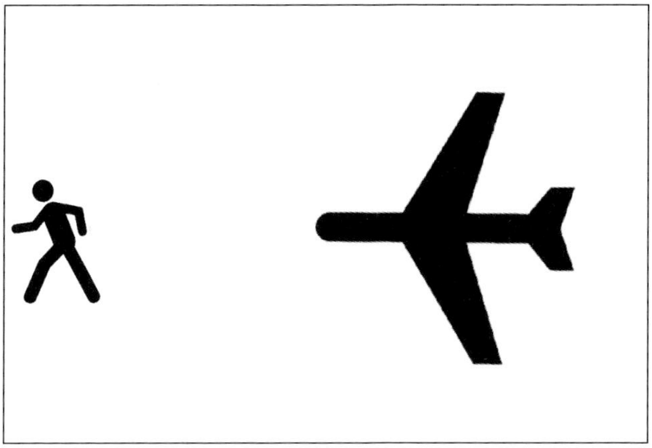

7 Schizophrenien

7.1 Allgemeines

Schizophrenieartige Psychosen sind seit dem Altertum bekannt. Sie wurden aber bis zur Wende des 20. Jahrhunderts nicht als einheitliche Krankheitsgruppe gesehen. Erst der Münchner Psychiater Emil Kraepelin vereinigte vorher getrennt behandelte Krankheitsbilder unter dem Begriff «***Dementia praecox***». Zu dieser Krankheitsbezeichnung gab einerseits der meist frühe Krankheitsbeginn Anlass (praecox = vorzeitig). Andererseits war Kraepelin der Meinung, mit diesem Begriff einheitlich ungünstig verlaufende Krankheitsfälle zusammenzufassen (dementia = Verblödung).

Wie bezeichnete Emil Kraepelin schizophrene Psychosen?

1911 veröffentlichte der Zürcher Psychiater Eugen Bleuler ein epochemachendes Werk ‹Dementia praecox oder Gruppe der Schizophrenien› und führte den Begriff der «***Schizophrenien***» ein. Die elementaren Störungen dieser Krankheit «scheinen in einer mangelhaften Einheit, in einer Zersplitterung und Aufspaltung des Denkens, Fühlens und Wollens und des subjektiven Gefühls der Persönlichkeit zu liegen». Der Begriff «Schizophrenie» sollte die Dissoziation im inneren Erleben und die Entfremdung zwischen einem betroffenen Menschen und seiner Umwelt ausdrücken.

Was wollte Eugen Bleuler mit der Krankheitsbezeichnung Schizophrenie zum Ausdruck bringen?

Das Erscheinungsbild der Schizophrenien ist vielgestaltig. Gemeinsam ist den schizophren genannten Kranken die tiefgreifend veränderte Beziehung zur Wirklichkeit und zu den Mitmenschen. Es ist aber durchaus denkbar, dass in der Gruppe der Schizophrenien ätiologisch und pathogenetisch verschiedenartige Krankheiten mit unterschiedlicher

Prognose zusammengefasst sind und die heutige Krankheitsauffassung später wieder revidiert werden muss.

Wie unterscheidet sich schizophren-psychotisches Erleben vom Alltagsbewusstsein?

Psychotisches Erleben ist für Außenstehende nur schwer nachvollziehbar. Es unterscheidet sich so grundsätzlich vom Alltagsbewusstsein, wie sich Träumen vom wachen Beobachten unterscheidet. Während einer schizophrenen Episode wird das Geschehen anders gewichtet. Es gibt kaum noch neutrale Ereignisse, die nichts mit der eigenen Person zu tun haben. Der Alltag wirkt wie ein Film, in dem der betroffene Mensch die Hauptperson darstellt. Die Umgebung erscheint häufig wie eigens für die betroffene Person arrangiert. Was geschieht, hat eine geheimnisvolle persönliche Bedeutung für sie.

Der Unterschied zum Traum besteht darin, dass der Schizophreniekranke nicht schläft, sondern auf Reize aus der Umgebung direkt reagiert. Es wird nicht eine generierte Traumwelt, sondern die umgebende Wirklichkeit wahrgenommen, jedoch anders als in gesunden Zeiten oder als es die Mitmenschen tun. Gleichzeitig empfindet sich der Kranke aber auch selbst verändert, oft wie hypnotisiert oder telepathisch beeinflusst.

Wie hoch ist die Lebenszeitprävalenz schizophrener Erkrankungen?

Häufigkeit: Das Erkrankungsrisiko während der Lebenszeit liegt bei ca. 1%. Männer und Frauen erkranken mit ungefähr gleicher Häufigkeit. Schizophrenien kommen weltweit in ähnlicher Häufigkeit vor. Es lässt sich keine Zu- oder Abnahme der Inzidenzraten der Schizophrenie im Verlauf der letzten Jahrzehnte feststellen. Die Erkrankung wird in tieferen sozialen Schichten häufiger diagnostiziert, was teilweise durch krankheitsbedingten sozialen Abstieg (social drift) erklärt werden kann.

Wie heißen die drei Untergruppen der Schizophrenie und was sind ihre Merkmale?

Schizophrenien werden (seit Kraepelin) in **drei Untergruppen** eingeteilt:

paranoide Schizophrenie: Im Vordergrund stehen Wahn und Halluzinationen bei Besonnenheit,

hebephrene Schizophrenie: Bei dieser Gruppe sind Affekt- und Denkstörungen dominierend. In der amerikanischen Psychiatrie wird hierbei vom desorganisierten Typus gesprochen,

katatone Schizophrenie: Hier prägen psychomotorische Störungen das Erscheinungsbild (z.B. Stupor, Haltungsstereotypien).

Mischformen oder uncharakteristische Bilder werden als ***undifferenzierte Schizophrenien*** klassifiziert.

7.2 Klinik der Schizophrenien

Gibt es ein einzelnes pathognomonisches Symptom für die Schizophrenie?

Erscheinungsbild: Die schizophrenen Störungen bieten ein sehr buntes und heterogenes Bild. Es gibt kein notwendiges Symptom, das Schizophreniekranke kennzeichnen würde. Auch Wahn und Halluzination sind weder schizophreniespezifisch noch pathognomonisch. So gibt es

Schizophrenien, die diese Symptome nicht aufweisen. Umgekehrt kommen Wahn und Halluzination auch bei drogeninduzierten oder körperlich begründbaren Psychosen und Affekterkrankungen vor. Diagnostisch wegleitend ist also nicht ein einzelnes Symptom, sondern eine weitreichende Veränderung des Erlebens und Verhaltens. Im akutpsychotischen Zustand treten Halluzinationen, Wahnideen, Ich-Störungen sowie affektive und kognitive Veränderungen auf. Sehr oft hört die kranke Person (dialogische oder kommentierende) Stimmen, fühlt sich beeinträchtigt oder verfolgt und empfindet sich von einer fremden Macht gelenkt. Diese Symptome treten aber nicht isoliert auf, sondern sind Ausdruck eines veränderten Erlebens. Die Grenze zwischen Innenleben und Außenwelt werden als durchlässig erfahren, sodass die «eigenen» Gedanken oder Bewegungen als fremd bzw. von außen eingegeben oder manipuliert erscheinen (***Gefühl des Gemachten, Gedankeneingebung***). Der Kranke steht z.B. unter dem Eindruck, dass sich die «eigenen» Gedanken im Raum ausbreiten, mitgehört oder entzogen werden (***Gedankenausbreitung, Gedankenentzug***). Umgekehrt erlebt er die Umwelt andersartig, wie für ihn arrangiert oder eingerichtet (***Gefühl des Gestellten, Derealisation***). Infolge dessen erscheinen fremde Personen vertraut. Auch unpersönliche Nachrichten (z.B. einer Fernsehansagerin) werden als persönliche Botschaften an den Kranken interpretiert.

Dieses paranoid-halluzinatorische Erleben akuter schizophrener Psychosen kann in extremis in eine Empfindung der Selbstauflösung (mit Weltuntergangsstimmung) übergehen oder von katatonen Symptomen (z.B. ***Stupor*** oder ***Erregung***) verdeckt sein.

Häufig werden im psychotischen Zustand die gedanklichen Assoziationen aufgelockert oder verlieren gar den Zusammenhang (***Wortsalat, Schizophasie***). Auf gestellte Fragen werden oft unpassende Antworten gegeben (***Vorbeireden***) oder der Kranke bricht einen Gedankengang abrupt ab (***Sperrung***), was subjektiv als ***Gedankenabreißen*** erlebt wird.

Auch wenn bei perakuten Erkrankungen Bewusstseinseinengungen vorkommen, bleibt der Kranke in der Regel besonnen, orientiert und in seinen Gedächtnisleistungen weitgehend intakt.

Der emotionale Ausdruck ist oft eingeschränkt oder inadäquat. Dadurch wirken Schizophreniekranke häufig unbeteiligt oder affektiv unerreichbar (sog. mangelnder affektiver Rapport). Unecht erscheinende Heiterkeit oder unmotiviertes Herumalbern charakterisieren den hebephrenen Typus der Schizophrenien. Auch bei andern Schizophrenieformen passen die Gefühlsäußerungen öfters nicht zur Situation (***Parathymie***). Ein Patient kann z.B. von ernsten Dingen reden und zugleich lachen (***Paramimie***). Nicht selten treten auch irritierende Gefühlswechsel oder Gefühlseinbrüche auf.

Welches sind die psychopathologischen Symptome schizophrener Patienten?

Symptomatologie: Schematisch lassen sich die häufigsten Symptome bei Schizophreniekranken wie folgt gliedern:

Wahnvorstellungen: V.a. Beziehungswahn, Beeinträchtigungs- und Verfolgungswahn, Vergiftungswahn, wahnhafte Personenverkennung.

Halluzinationen: V.a. akustischer Art (imperative, kommentierende oder dialogisierende Stimmen), seltener Geruchs- und Geschmackshalluzinationen sowie optische und Körperhalluzinationen.

Formale Denkstörungen: V.a. Lockerung des assoziativen Bogens, Paralogik, Neologismen (Wortneuschöpfungen), Kontamination (Verdichtungen), Konkretismus (Konkretisierung abstrakter oder symbolischer Begriffe).

Ich-Störungen: V.a. Depersonalisation und Derealisation, Gefühl des Gemachten, Gedankenausbreitung und -entzug.

Affektstörungen: V.a. inadäquate oder irritierende Emotionalität, Parathymie, mangelnder affektiver Rapport.

Störungen der Psychomotorik: V.a. katatoner Stupor, Mutismus, Bewegungs- und Haltungsstereotypien.

Wie kann sich Ambivalenz bei Schizophreniekranken äußern?

Für das Verständnis der Symptomatik von Schizophrenien sind weitere, speziell von Eugen Bleuler geprägte Merkmale hilfreich: ***Ambivalenz und Autismus.*** Ambivalenz steht für das gleichzeitige Erleben von gegensätzlichen Gefühlsregungen. Entsprechend dem traumartig veränderten Erleben der Realität können bei Schizophreniekranken unvereinbare Erlebnisqualitäten nebeneinander bestehen. Ein Patient kann z.B. gleichzeitig lachen und weinen, oder er kann widersprüchliche Wahnideen äußern, z.B. sich als Heiland und Teufel bezeichnen.

Was bedeutet Autismus im Zusammenhang mit Schizophreniekranken?

Autismus bedeutet Verlust des Kontaktes mit der Umwelt und Rückzug auf eine Eigenwelt. Ein schizophrener Patient wirkt in seinem Erleben in eigentümlicher Weise von der Umwelt abgekapselt und auf die eigene Person bezogen. Der Patient wirkt wie emotional abgekoppelt. Kognitiv wird die Konfrontation mit der Wirklichkeit vermieden, indem ein Rückzug aus der Realität stattfindet.

Wofür stehen die drei A der Schizophrenie?

Als Grundsymptome der Schizophrenie gelten laut Eugen Bleuler die drei A:

1. **A**ssoziationslockerung
2. **A**ffektstörung
3. **A**utismus

Welches sind die Symptome ersten Ranges bei der Schizophrenie?

1939 hat Kurt Schneider in Deutschland folgende **Symptome ersten Ranges** – die noch heute die Diagnostik nach DSM-IV und ICD-10 beeinflussen – beschrieben:

1. Gedankenlautwerden
2. Stimmenhören in Form von Angeredetwerden und kommentierenden Stimmen
3. Leibliche und andere Beeinflussungserlebnisse

4. Gedankenentzug
5. Wahnwahrnehmung
6. Gefühl des Gemachten

Positiv- und Negativsymptomatik: Heute ist vor allem die Einteilung in Positiv- und Negativsymptome gebräuchlich, weil diese Symptomeinteilung sich als tauglich zur Beurteilung des Verlaufs erwiesen hat.

Positive Symptome sind Wahn, Halluzinationen, Inkohärenz und Zerfahrenheit sowie Störungen der Psychomotorik.

Welche Symptome gelten als sog. positive Symptome bei Schizophreniekranken?

Bei überwiegender Positivsymptomatik ist der Beginn oft akut und die Prognose eher günstig, insbesondere wenn die Erkrankung mit affektiver Beteiligung einhergeht.

Negative Symptome sind Aufmerksamkeitsstörung, Affektarmut, Verarmung der Sprache (***Alogie***), Verlust der Initiative (***Apathie***), Willenlosigkeit (***Abulie***) und Freudlosigkeit (***Anhedonie***).

Was sind sog. negative Symptome von Schizophrenien und inwiefern beeinflussen sie die Prognose?

Schizophrenien mit auffälliger Negativsymptomatik beginnen oft schleichend und die Prognose ist eher ungünstig. Allerdings treten bei vielen Kranken Syndrome beiderlei Art sowohl gleichzeitig als auch nacheinander auf.

Besondere Begleitumstände einer schizophrenen Erkrankung: Auffallend und für Mitmenschen beunruhigend können Erregungszustände sein, die ohne erkennbare Ursache oder als Konsequenz von Verfolgungsideen auftreten. Es kann dabei zu gefährlichen Situationen kommen. Im Allgemeinen jedoch wirken Patienten mit Schizophrenien wegen ihres eigenartigen Verhaltens bedrohlicher als sie sind. Gewalttaten kommen bei Schizophreniekranken nicht wesentlich häufiger als in der Allgemeinbevölkerung vor.

Sind Schizophreniekranke generell als gefährlich einzuschätzen?

Häufiger kommt es zu selbstverletzenden Handlungen. Ursache dafür oder gar für einen Suizidversuch können befehlende Stimmen oder nicht auszuhaltende, quälende psychotische Erlebnisse sein, nicht selten aber auch die Überforderung, mit den krankheitsbedingten sozialen Einbußen fertig zu werden. Häufig machen Schizophreniekranke auch depressive Perioden durch. Eine nach einer schizophrenen Erkrankung auftretende depressive Nachschwankung wird als ***postschizophrene Depression*** bezeichnet. Die Suizidrate ist bei Schizophreniekranken erhöht und liegt im Langzeitverlauf bei 4 bis 5%.

Wie steht es um die Gefahr von Selbstverletzungen bei Schizophreniekranken?

Besteht bei Schizophreniekranken ein erhöhtes Suizidrisiko?

Eine schizophrene Erkrankung kann für die Angehörigen eine große Belastung darstellen. Während die Belastung durch psychotisches Verhalten (Positivsymptome) der Schizophreniekranken unmittelbar verständlich ist, wird die Belastung durch Negativsymptome oft von Behandelnden unterschätzt. Besonders schwer zu ertragen sind die autistische Abkapselung und die Ablehnung von Hilfsangeboten.

Was kann den Umgang mit Schizophreniekranken schwierig machen?

Verlauf: Der Verlauf einer schizophrenen Erkrankung ist sehr unterschiedlich. Die Krankheit kann entweder akut mit einem plötzlichen

Ausbruch von Symptomen oder schleichend mit sich langsam über Monate bis Jahre entwickelnden Krankheitszeichen beginnen.

Welche Veränderungen können auf eine beginnende schizophrene Erkrankung hinweisen?

Vor Beginn einer psychotischen Störung treten häufig Veränderungen der Persönlichkeit und der Lebensweise auf. Die Betroffenen fallen z.B. durch neue und seltsam anmutende Verhaltensweisen auf, wirken zurückgezogen, vernachlässigen Körperpflege, Äußeres, soziale Kontakte sowie die Arbeitstätigkeit. Oft steht die psychotische Exazerbation in Zusammenhang mit einem belastenden Lebensereignis oder einer länger dauernden psychischen Belastung.

In welchem Lebensalter beginnen Schizophrenien meistens?

Die Mehrheit der Schizophreniekranken erkrankt zwischen dem 15. und 35. Lebensjahr. Ersterkrankungen sind aber mit großer Spannweite sowohl vorher wie nachher möglich. Männer erkranken meist etwas früher als Frauen (und sind deshalb auch seltener verheiratet). Beim erstmaligen Auftreten einer Schizophrenie ist es schwierig, eine Prognose über die Weiterentwicklung der Krankheit anzugeben. Bemerkenswert ist aber, dass es bei ca. 10 bis 20% der Ersterkrankungen zur Spontanheilung auf Lebenszeit kommt.

Ist Spontanheilung bei Schizophrenien möglich?

Im weiteren Krankheitsverlauf werden zwei Verlaufstypen unterschieden:

Ein ***episodischer Verlauf*** ist geprägt durch schizophrene Episoden, die im Wechsel mit symptomfreien Intervallen auftreten. Die einzelnen Krankheitsepisoden können dabei unter medikamentöser Behandlung wenige Wochen bis einige Monate dauern. Die einzelnen Episoden können völlig abheilen oder in einen leichteren oder schwereren Residualzustand übergehen.

Bei einem selteneren ***chronischen (langzeitigen) Verlauf*** bleiben die Krankheitszeichen andauernd bestehen. Tendenziell bessern sich die Krankheitsverläufe aber eher nach einigen Jahren, als dass sie sich noch weiter verschlechtern würden. Die Ausbildung sog. ***«Residualzustände»*** und ihre Auswirkungen auf das Leben der Patienten werden nicht alleine durch die Krankheit bewirkt, sondern sind auch von psychosozialen Faktoren abhängig. Verschlechterungen können als Folge ungünstiger, überfordernder Umweltbedingungen auftreten. Bei leichteren Residualzuständen sind die Betroffenen durchaus noch anpassungs- und arbeitsfähig.

Welche Faktoren haben Einfluss auf das Ausmaß eines «Residualzustandes»?

Was sind Hinweise für eine eher milde Verlaufsform?

Die Prognose im Einzelfall ist schwierig zu stellen. Hinweise für eine eher milde Verlaufsform sind:

1. akuter Krankheitsbeginn
2. Krankheitsbeginn im Zusammenhang mit einer Belastungssituation
3. affektive Beteiligung
4. ausgeglichene und kontaktfähige prämorbide Persönlichkeit
5. belastungsfähiges soziales Netz

7.3 Ursachen der Schizophrenien

An der Entstehung eines schizophrenen Syndroms sind wie bei vielen anderen psychischen Störungen verschiedene Faktoren beteiligt. Ein mögliches Modell der Integration verschiedener Einflüsse ist das ***Vulnerabilitäts-Stress-Modell*** **(Abb. 2)**, das im Anschluss an die Erörterung einzelner Faktoren beschrieben werden soll.

Gibt es «die» Ursache für die Entstehung von Schizophrenien?

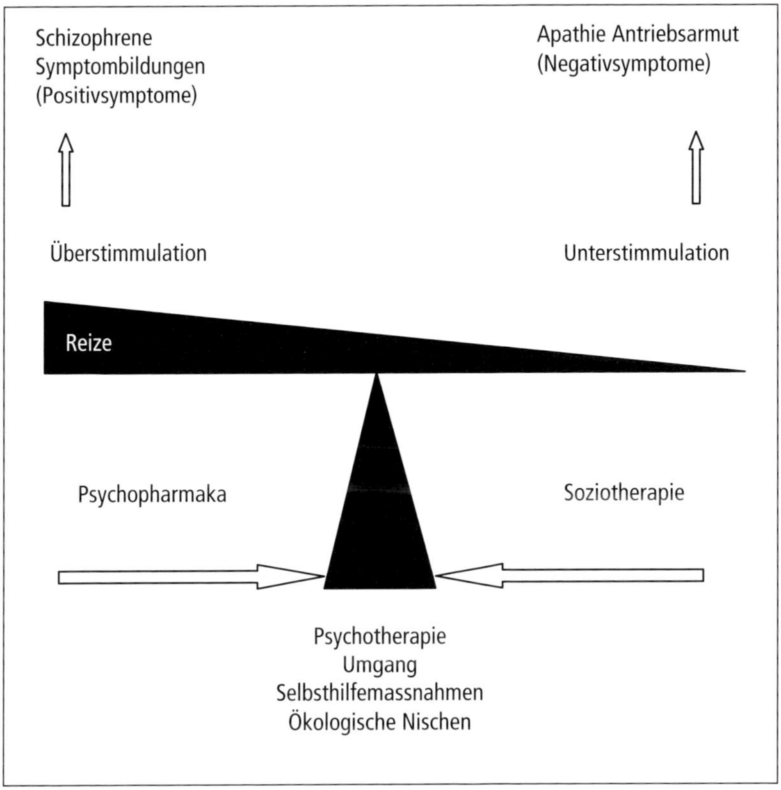

Abbildung 2: Grundmodell der Schizophrenie

Genetische Aspekte: Umfangreiche Familien-, Zwillings- und Adoptionsstudien zeigen, dass Schizophrenien in statistischer Hinsicht familiär gehäuft auftreten und dass genetische Faktoren (polygener Art) eine Rolle spielen. Vermutlich wird nicht nur das Risiko für Schizophrenien, sondern das Risiko für ein ganzes Spektrum von Erkrankungen durch genetische Faktoren erhöht, da bei den Familienangehörigen gehäuft schizotype Störungen, Persönlichkeitsauffälligkeiten verschiedener Art, Depressionen und andere psychische Störungen zu finden sind. Dies bedeutet, dass das gleiche genetische Muster zu verschiedenen Krankheitsbildern beitragen kann. Ein deutlich erhöhtes Risiko für das Auftre-

Welche Rolle spielen genetische Faktoren in der Entstehung von Schizophrenien?

ten einer schizophrenen Erkrankung besteht, wenn bei den Risikofaktoren genetische Disposition und hoher Umweltdruck vorliegen.

Strukturelle Veränderungen des Gehirns: Neuroanatomische Untersuchungen durch moderne bildgebende Verfahren zeigten, dass vor allem bei Patienten mit Minussymptomatik pathologische Veränderungen vorliegen:

Welche strukturellen Veränderungen des Gehirns sind bei Schizophreniekranken bekannt?

1. Erweiterung der Seitenventrikel
2. zytoarchitektonische Veränderungen von limbischen Strukturen
3. Störung der normalen kortikalen Asymmetrie

Diese Veränderungen zeigen im Verlaufe der Erkrankung keine sichere Progressionstendenz (evtl. mit Ausnahme erster Episoden) und dürften eher vorbestehende Merkmale einer frühen (evtl. pränatalen) Entwicklungsstörung darstellen als Ausdruck eines degenerativen Prozesses sein. Andererseits gilt es festzustellen, dass bei der Mehrheit der Schizophreniekranken keine identischen morphologischen Hirnveränderungen nachgewiesen werden können.

Hirnfunktionale Grundlage: Bei chronisch Kranken (mit Negativsymptomen) wurde mittels funktioneller bildgebender Verfahren wiederholt eine Hypofrontalität bzw. eine mangelnde Aktivierung des Stirnhirns bei entsprechenden Testverfahren gefunden. Bei Ersterkrankten und im akut paranoid-halluzinatorischen Zustand ist jedoch eine Hyperfrontalität beschrieben worden. Diese Veränderungen des Funktionszustandes frontaler Areale könnte mit einer Filterstörung des Thalamus zusammenhängen, sodass bei starken sensorischen und emotionalen Reizen im akuten Zustand eine Überaktivierung kortikaler Areale des Stirnhirns auftritt (während sich bei chronischen Fällen eine Erschöpfung der frontalen Aktivität bzw. ein mit Negativsymptomen einhergehender Strukturverlust zeigen könnte).

Welche Bedeutung hat das Dopaminsystem in der Entstehung von Schizophrenien?

Dopaminhypothese: Aufgrund tierexperimenteller und klinischer Untersuchungen sowie der Wirkungsweise vieler Neuroleptika galt lange Zeit die Hypothese einer dopaminergen Hyperfunktion bei Schizophrenien als wahrscheinlich. Diese Hypothese konnte aber z.B. mittels Liquor und Blutuntersuchungen nicht bestätigt werden. Heute werden auch serotonerge und glutaminerge Einflüsse diskutiert.

Inwiefern spielen psychosoziale Einflüsse bei der Entstehung von Schizophrenien eine Rolle?

Psychosoziale Einflüsse: Es wird kaum bestritten, dass psychische und soziale Faktoren bei der Entstehung von Schizophrenien beteiligt sind. Statistisch gehäuft sind Störungen der familiären Konstellationen, belastende Lebensereignisse und gestörte Persönlichkeitsentwicklungen. Eine spezifische Störung fand sich bis heute aber nicht. «Normale» Familienverhältnisse und eine weitgehend unauffällige prämorbide Persönlichkeit schließen das Auftreten einer schizophrenen Erkrankung nicht aus.

Vulnerabilitäts-Stress-Modell: Dieses praxisorientierte Modell (siehe **Abb. 4**) erlaubt eine Integration der verschiedenen Faktoren, die mit der Entstehung einer schizophrenen Erkrankung in Verbindung gebracht werden. Im Mittelpunkt des Modells steht die erhöhte Verletzbarkeit (Vulnerabilität) einer Person im Sinne einer Verminderung der Anpassungsfähigkeit gegenüber Belastungen (Stressoren). Die erhöhte Verletzbarkeit kann Folge verschiedener Ursachen sein (siehe oben). Infolge beschränkter Verarbeitungskapazität können psychosoziale Belastungen (Stress) dann psychotische Symptome auslösen.

Was bedeutet die erhöhte schizophrene Verletzbarkeit im Sinne des so genannten Vulnerabilitäts-Stress-Modells?

7.4 Diagnose der Schizophrenien

Es ist wichtig, eine schizophrene Erkrankung rechtzeitig zu erkennen, damit der Patient in seiner Lebensgestaltung optimal unterstützt werden kann. Die Diagnose sollte aber nicht leichtfertig gestellt werden.

Die WHO hat versucht, Forschungskriterien für die Diagnose einer Schizophrenie aufzustellen. Die folgende Kriterienzusammenstellung nach ICD-10 (**Tabelle 12**) soll einen Einblick geben, wie heute versucht wird, Schizophreniediagnosen zu operationalisieren. Sie soll aber nicht als abschließender Kriterienkatalog für die Diagnosestellung im Alltag genommen werden.

Was ist im Zusammenhang mit der Diagnosestellung von schizophrenen Erkrankungen zu bedenken?

Tabelle 12: Diagnostische Leitlinien der Schizophrenien

Hauptsymptome:

1. Gedankenlautwerden, -eingebung, -entzug oder -ausbreitung
2. Kontrollwahn, Beeinflussungswahn, Wahnwahrnehmung, Gefühl des Gemachten
3. Kommentierende oder dialogische Stimmen
4. anhaltender, kulturell unangemessener, bizarrer Wahn
5. anhaltende Halluzinationen jeder Sinnesmodalität
6. Gedankenabreißen, Zerfahrenheit, Danebenreden, Neologismen
7. Katatone Symptome wie Erregung, Haltungsstereotypien, Negativismus, Mutismus, Stupor

9. «Negative» Symptome wie auffällige Apathie, Sprachverarmung, Affektverflachung, sozialer Rückzug

Welches sind die diagnostischen Leitlinien der Schizophrenie?

Bei der Abklärung einer schizophrenieartigen Symptomatik ist es sinnvoll, nach der Anamneseerhebung den Körperstatus – inkl. der neurologischen Untersuchung und der Routinelaboruntersuchung – durch-

Welche Überlegungen leiten die Abklärung einer schizophrenieartigen Symptomatik?

zuführen. Zusätzlich kann ein Drogenscreening im Urin angebracht sein. Falls sich bei Personen, die schon früher eine Psychose erlebt hatten, keine auffälligen Befunde ergeben, sind vorerst keine weiteren Abklärungen angezeigt. Bei Verdacht auf eine körperliche Krankheit (z.B. neurologische Symptome, ungeklärtes Fieber als mögliches Zeichen einer Enzephalitis oder einer systemischen Erkrankung) sind weiterführende Abklärungen durchzuführen. Liegen nicht konzentrationsbedingte Gedächtnisstörungen, eine delirartige Symptomatik oder irgendeine Form von Bewusstseinsverminderung vor, muss diagnostisch weiter abgeklärt werden. Auch bei Ersterkrankungen empfiehlt sich heute, nach Möglichkeit ein CT des Schädels/Gehirns durchzuführen.

An welche Erkrankungen ist differentialdiagnostisch zu denken?

Differentialdiagnose der Schizophrenien:

1. organische psychische Störungen
2. substanzinduzierte Störungen
3. akute vorübergehende psychotische Störungen
4. schizoaffektive Störung
5. Manie (verworrene)
6. Depression (wahnhafte)

Wie können organische Störungen abgegrenzt werden?

Die Anzahl möglicher organischer Störungen mit schizophrenieartigen Symptomen ist groß. Die Abgrenzung von einer Schizophrenie ist anhand der körperlichen Untersuchung, der Laborwerte und gegebenenfalls der bildgebenden Verfahren bzw. EEG möglich.

Welche Hinweise lassen die Unterscheidung gegenüber substanzinduzierten Störungen zu?

Substanzinduzierte Störungen (Alkoholhalluzinose, Amphetamin-, Kokain-, Halluzinogen- und andere substanzinduzierte Psychosen) können anhand der Anamnese und allenfalls des Drogenscreenings unterschieden werden. Wichtig ist hierbei auch der zeitliche Verlauf: Halluzinogeninduzierte schizophrenieartige Zustandsbilder dauern selten länger als ein paar Tage.

Die akuten vorübergehenden psychotischen Störungen beginnen – wie der Name sagt – akut und gehen rasch wieder zurück. Eine schizoaffektive Störung liegt vor, wenn gleichzeitig ein affektives und ein schizophrenes Syndrom vorliegen, wobei die jeweiligen Symptome etwa gleich ausgeprägt sein sollten.

Depressionen oder Manien mit psychotischen Symptomen können manchmal an eine Schizophrenie denken lassen (vgl. dazu Kap. 7.6). In einer genaueren Exploration ist zu entscheiden, ob das affektive Syndrom im Zentrum steht und die Wahnsymptomatik mit der Stimmungslage übereinstimmt.

7.5 Therapie der Schizophrenien

7.5.1 Allgemeines

Die Behandlung von Schizophreniekranken ist mehrschichtig. Die schizophrene Erkrankung betrifft so viele biologische und psychologische Aspekte, dass einseitige therapeutische Ansätze unweigerlich zu kurz greifen. Die meisten Patienten brauchen eine Kombination verschiedener therapeutischer Interventionen, z.B. eine Verbindung von pharmakologischer und psychotherapeutischer Behandlung sowie bei ungünstigen Verläufen Rehabilitationsmaßnahmen und ein Training der sozialen Fertigkeiten.

Die Wirkung und das Zusammenspiel der verschiedenen therapeutischen Ansätze kann mit dem bereits erläuterten ***Vulnerabilitäts-Stress-Modell*** verstanden werden. So lässt sich einer neuronalen Reizüberflutung pharmakotherapeutisch durch Neuroleptika entgegenwirken, während rehabilitative Maßnahmen helfen, die verletzbaren und ängstlich vermeidenden Schizophreniekranken zu aktivieren. Die Psychotherapie soll die emotionale und kognitive Auseinandersetzung mit sich selbst und der Umwelt fördern, um das richtige Maß der Belastung finden zu können.

Wie lässt sich das Zusammenspiel verschiedener therapeutischer Ansätze anhand des Vulnerabilitäts-Stress-Modells erklären?

Das Modell baut auf der Erkenntnis auf, dass schizophreniekranke Menschen einerseits sehr empfindlich auf starke Stimulation durch äußere und innere Reize reagieren und andererseits ein gewisses Maß an Aktivität und Sozialkontakten brauchen, um nicht träge und apathisch zu werden. Das Ziel der vernetzten therapeutischen Bemühungen soll das Erreichen und Sichern der Balance zwischen Anregung und Entlastung sein.

Was ist das Ziel der kombinierten therapeutischen Bemühungen, wenn man sich die Grundproblematik schizophreniekranker Menschen vor Augen führt?

Der Schwerpunkt der Behandlung wird sich jeweils nach der Krankheitsphase richten, in der sich die betroffene Person gerade befindet:

1. Bei schweren psychotischen Zuständen gilt die medikamentöse Behandlung mit Neuroleptika als Methode erster Wahl.
2. Bei ausgeprägter sozialer und beruflicher Behinderung oder Invalidisierung stehen auf die Rehabilitation ausgerichtete Bemühungen im Zentrum.
3. Zwischen akuten Krankheitsepisoden können psychotherapeutische Aspekte in den Vordergrund rücken und zur Stärkung der Persönlichkeit beitragen.

Inwiefern sollen Schwerpunkte in der Behandlung gesetzt werden?

In allen Phasen kann es von großer Bedeutung sein, die Angehörigen oder andere Bezugspersonen in die therapeutischen Bemühungen mit einzubeziehen. Die Angehörigen tragen oft die Hauptlast in der langfristigen Betreuung. Diese Leistung soll anerkannt und durch geeignete Information und Aufklärung unterstützt werden. Nachgewiesenermaßen sinkt die Rückfallgefährdung bei einem gelassenen, Kritik und Überfürsorglichkeit vermeidendem Umgang mit dem Patienten.

Wann ist die stationäre Betreuung eines schizophreniekranken Patienten angezeigt?

Die erste Anlaufstation in einer Krisensituation ist in der Regel der Hausarzt oder der niedergelassene Psychiater. Insbesondere bei lang dauernden Krisen kann die Betreuung zu Hause oder ambulant für die Betroffenen zu belastend werden. In solchen Fällen ist eine teilstationäre Betreuung oder eine psychiatrische Hospitalisation angezeigt. Bei schwerer Selbst- oder Fremdgefährdung kann eine zwangsweise Einweisung und Betreuung unvermeidbar werden.

Weshalb sollen die Betreuungspersonen von Schizophreniekranken möglichst wenig wechseln?

Ein wichtiger Aspekt der Therapie Schizophreniekranker ist das Prinzip der Behandlungskontinuität. Die Bezugspersonen sollten möglichst wenig wechseln, da Veränderungen für den Patienten belastend sind und die Gefahr der Überforderung besteht. Nach einem allfälligen Klinikaufenthalt sollte die ambulante Betreuung langfristig geplant und mit den dafür verantwortlichen Personen frühzeitig Kontakt aufgenommen werden.

7.5.2 Psychopharmakotherapie

Worin besteht die therapeutische Wirkung von Neuroleptika?

Zur medikamentösen Therapie von Schizophrenien werden vor allem antipsychotisch wirkende Neuroleptika angewandt. Sie vermögen nicht die Ursache der Erkrankung zu beseitigen, wirken aber wohl über ihre antriebs- und affekthemmenden Effekt symptomatisch. Indem sie die Überstimulation durch innere und äußere Reize zu hemmen vermögen, verringern sie auch die psychotischen Symptome wie Halluzinationen und Wahnideen.

Was ist der Unterschied zwischen hoch- und niederpotenten Neuroleptika?

Die Neuroleptika können grob in klassische (hochpotente und niederpotente) und sog. atypische eingeteilt werden. Die ***hochpotenten Neuroleptika*** (z.B. Haloperidol, Fluphenazin, Flupentixol) haben eine geringe sedierende, aber stark antipsychotische Wirkung (schon bei niedriger Dosierung) und gehen mit hauptsächlich etrapyramidalmotorischen Nebenwirkungen einher. Die ***niederpotenten Neuroleptika*** (z.B. Promazin, Levopromazin) wirken in erster Linie sedierend und benötigen für die antipsychotische Wirkung eine hohe Dosierung. Ihre Nebenwirkungen sind vor allem vegetativer Art. Als ***atypische Neuroleptika*** gelten neben dem bereits lange bekannten Clozapin auch die neueren Substanzen Risperidon, Olanzapin und Quetiapin. Sie unterscheiden sich hinsichtlich ihres Rezeptorprofils und der deutlich tieferen Rate extrapyramidal-motorischer Nebenwirkungen von den klassischen Neuroleptika.

Hinsichtlich welcher Nebenwirkungen unterscheiden sich atypische hauptsächlich von den klassischen Neuroleptika?

Bis heute ließen sich keine differentiellen Indikationen für die jeweilige Wahl eines Medikamentes aus einer dieser Gruppen finden. Für den behandelnden Arzt ist es deshalb in erster Linie wichtig, Erfahrungen mit wenigen Medikamenten aus verschiedenen Substanzgruppen zu machen, anstatt immer wieder mit neuen Medikamenten zu experimentieren.

Akutbehandlung: In der Akutbehandlung werden heute hauptsächlich die atypischen Neuroleptika angewandt. Sie werden bevorzugt, weil sie im Gegensatz zu den klassischen hochpotenten Neuroleptika eine ähnlich starke Wirkung auf Positivsymptome entfalten, aber keine oder nur geringe extrapyramidale Nebenwirkungen zeigen und die Negativsymptome nicht verstärken, sondern eher verbessern. Bei hochakuten Zustandsbildern mit starker Erregung oder schweren Schlafstörungen sind zusätzlich auch Benzodiazepinpräparate hilfreich. Bei katatonen Krisen kann manchmal ein Benzodiazepinpräparat allein die nötige Linderung bringen.

Welche Neuroleptika stehen in der Akutbehandlung im Vordergrund?

In jedem Fall wird man versuchen, mit dem Patienten ein Behandlungsbündnis einzugehen, ihm die Vorteile und Nebenwirkungen der Medikamente zu erklären und ihn zur Einnahme zu bewegen. Auch in Akutsituationen soll immer versucht werden, eine gemeinsame Basis zu finden. Falls dies nicht möglich ist, können Neuroleptika bei akuter Selbst- oder Fremdgefährdung auch i.m. (oder bei hochpotenten Neuroleptika i.v.) injiziert werden. Auf keinen Fall sollten initial lang wirkende Depotpräparate gegeben werden, weil man sich damit die Dosisanpassung in der weiteren Behandlung verbaut und schwer kontrollierbare Nebenwirkungen eintreten können.

Wie soll der Patient bei der medikamentösen Behandlung miteinbezogen werden?

Weshalb sollen initial keine langwirkenden Depotpräparate gegeben werden?

Falls bereits bei Therapiebeginn an die Möglichkeit einer Langzeitbehandlung oder Prophylaxe gedacht wird, empfiehlt es sich, gleich zu Beginn ein Neuroleptikum zu wählen, von dem es auch eine Depotform gibt.

Welche Überlegungen können für die Wahl eines bestimmten Neuroleptikums hilfreich sein?

Die angemessene Dosierung eines Neuroleptikums soll dem jeweiligen Patienten und seiner Situation angepasst werden. Einzelfälle ausgenommen, darf heute die Hoch- oder Höchstdosierung von Neuroleptika als obsolet betrachtet werden. Verschiedene kontrollierte Studien haben gezeigt, dass diese Hochdosierungen den niedrigeren therapeutisch nicht überlegen sind, die Nebenwirkungsrate aber deutlich höher liegt.

Die Behandlung Schizophreniekranker kommt einer Gratwanderung zwischen erwünschter therapeutischer Wirkung und unerwünschter Nebenwirkungen gleich. Denn auch die modernen atypischen Neuroleptika haben Nebeneffekte (v.a. Gewichtszunahme, Blutdruckveränderungen oder Mundtrockenheit). Je geringer die erforderliche Dosis gewählt werden kann, desto geringer sind die Nebenwirkungen und desto höher wird die Compliance des Patienten sein.

Etwa 20 bis 30% der Patienten sprechen auf die Behandlung mit dem zuerst gewählten Neuroleptikum nicht an. Zu berücksichtigen ist dabei allerdings, dass die antipsychotische Wirkung erst nach Wochen beobachtbar sein kann. Falls nach 2 Wochen im unteren Dosierungsbereich kein einsetzender Therapieerfolg feststellbar ist, kann zuerst die Dosis desselben Präparats erhöht werden. Wenn sich spätestens nach weiteren 1 bis 2 Wochen noch kein ausreichender Erfolg abzeichnet, sollte auf ein Neuroleptikum einer anderen Stoffklasse umgestellt werden.

Wie kann vorgegangen werden, wenn ein Patient nicht auf die Behandlung mit einem bestimmten Neuroleptikum anspricht?

Was ist die Bedeutung einer neuroleptischen Rezidivprophylaxe?

Rezidivprophylaxe: Die meisten Schizophreniekranken sind rückfallgefährdet. Zahlreiche plazebokontrollierte Studien belegen die Schutzwirkung einer neuroleptischen Rezidivprophylaxe. Allerdings erleiden 10 bis 25% auch ohne Rezidivprophylaxe keinen Rückfall und etwa 20% erleben trotz medikamentöser Prophylaxe einen Rückfall. Leider kann die Wirksamkeit der Prophylaxe für einen einzelnen Patienten bis heute nicht ausreichend vorhergesagt werden. In der konkreten Anwendung wurden verschiedene Vorgehensweisen entwickelt, die alle das Ziel haben, die Medikamente möglichst gering zu dosieren.

Wie kann eine medikamentöse Rezidivprophylaxe in der Praxis aussehen?

Niedrigdosierungen sind umso eher verantwortbar je besser die therapeutische Beziehung ist und davon ausgegangen werden kann, dass bei Auftreten von ersten Symptomen die Dosis erhöht werden kann. Als Mindestdosis für die neuroleptische Rezidivprophylaxe gelten die in **Tabelle 13** aufgelisteten Dosierungen (für andere Neuroleptika muss entsprechend umgerechnet werden). Bei Unterschreiten dieser Dosen steigen die Rezidivraten deutlich an. Hinsichtlich der Anwendungsform bieten die parenteralen Depotformen (gekoppelt mit Decanoat) die Vorteile der konstanteren Blutspiegel bei niedrigerer Gesamtdosis und der gesicherten Einnahme.

Tabelle 13: Mindestdosen für die neuroleptische Rezidivprophylaxe

Haloperidol (oral)	2.5 mg	täglich
Fluphenazin (oral)	2.5 mg	täglich
Fluphenazindecanoat	6.5–12.5 mg	alle 2 Wochen
Flupentixoldecanoat	20 mg	alle 2 Wochen
Haloperidoldecanoat	50–60 mg	alle 4 Wochen

Bei der Langzeitrezidivprophylaxe sind atypische Neuroleptika vorzuziehen, insbesondere auch wegen des geringen Risikos von Spätdyskinesien.

7.5.3 Psychotherapie

Was sind die Ziele der individuellen Psychotherapie bei Schizophreniekranken?

Regelmäßige psychotherapeutische Stützung von Schizophreniekranken hat eine nicht zu unterschätzende Bedeutung. Sie dient vor allem dazu, das Selbstwertgefühl, das seelische Gleichgewicht und den Umgang mit belastenden Situationen zu stärken. Besondere Aufmerksamkeit verdient der Umstand, dass sich Schizophreniekranke mit einer stigmatisierenden Beurteilung und mit krankheitsbedingten Leistungseinbußen auseinanderzusetzen haben. Für viele stellt sich die Aufgabe, das psychotische Leben zu verarbeiten, ohne durch diese Auseinandersetzung neu überfordert zu werden. Um die betroffenen Kranken darin zu unterstützen, ist eine psychotherapeutische Begleitung nötig, die ihren Kranken emotionalen Rückhalt gibt und sie bei der Bewältigung konkreter Lebensprobleme unterstützt. Besonders wichtig sind auf Therapeutenseite: Verlässlichkeit, klare Absprachen bzw. Klarheit der Äußerungen und das Vermeiden von Widersprüchlichkeiten. Schweigsames, abstinentes Verhalten (wie in der klassischen Psychoanalyse) verunsichert die Patienten und fördert unter Umständen projektive und wahnhafte Tendenzen.

Was ist die Gefahr bei der Auseinandersetzung eines Schizophenie-kranken mit seiner Krankheit?

Die Psychotherapie kann in Form von Einzel- und/oder Gruppensitzungen erfolgen, in welchen sprachliche, künstlerische oder körperliche Elemente betont werden. Daneben gibt es Angebote, die das Üben von sozialen Fertigkeiten ins Zentrum rücken, sowie spezielle Trainingsprogramme, die vor allem die Wahrnehmungs- und Konzentrationsfähigkeit im Alltag fördern (kognitive Therapie).

Wie kann eine Psychotherapie bei Schizophreniekranken aussehen?

Bei der Zusammenstellung eines Behandlungsplans sollten selbstverständlich die jeweiligen Wünsche, Neigungen und Fähigkeiten eines Patienten berücksichtigt werden. Das Vorgehen sollte mit allen Beteiligten gemeinsam erarbeitet werden, um größtmögliche Übereinstimmung und Unterstützung für den Patienten zu erreichen, der wegen seiner Verletzlichkeit Enttäuschungen besonders schlecht erträgt und ein äußerst feines Gespür für Kränkungen hat.

Weshalb ist es wichtig, einen individuellen Behandlungsplan zu erstellen?

7.5.4 Rehabilitation

Nach einer akuten schizophrenen Krise treten häufig kurz dauernde Erschöpfungszustände auf, die eine vorübergehende Entlastung von Alltagsaufgaben erfordern. Wenn aber Rückzugsverhalten, Antriebsarmut und rasche Erschöpfbarkeit länger andauern, sind rehabilitative Anstrengungen nötig.

Wann sind verstärkte Wiedereingliederungsanstrengungen erforderlich?

Gerade auch nach Abklingen einer akuten Krise ist besonders darauf zu achten, dass der Patient weder unter- noch überfordert wird. Je besser er sich in seiner Behinderung akzeptiert fühlt und je behutsamer er sich aus Angst und Einschränkungen herausarbeiten kann, desto weniger unnötige Schwierigkeiten und Abbrüche sind zu erwarten. Wichtig ist ein stufenweises Vorgehen nach dem Prinzip der kleinen Schritte.

Welche Überlegungen leiten die Wahl der rehabilitativen Maßnahmen?

Konkrete Wiedereingliederungshilfen werden hauptsächlich in den Bereichen Wohnen, Arbeit und Familie angeboten. Als besonders erfolgreich hat sich auch der Einbezug von nahen Angehörigen mit hoher Emotionalität erwiesen. Wenn es gelingt, stark belastete und deshalb überängstliche und überkritische Angehörige über die Krankheit adäquat zu informieren, sie adäquat zu stützen und ihre Erwartungen realistisch auszurichten, wird auch die kurz- und mittelfristige Prognose der betroffenen Kranken verbessert.

7.6 Andere psychotische Störungen

Was versteht man unter akuten psychotischen Störungen?

Die ICD-10 zählt zu der Klassifikationsgruppe F2 neben den Schizophrenien auch so genannte ***akute vorübergehende psychotische Störungen.*** Die Einführung dieser diagnostischen Gruppe wurde nötig, nachdem man Zeitkriterien für die Schizophreniediagnose einführte (im ICD-10 ist für die Schizophreniediagnose eine mindestens ein Monat anhaltende Psychose gefordert). Die ***akute schizophrenieforme (psychotische) Störung*** ist klinisch von einer schizophrenen Symptomatik nicht zu unterscheiden, dauert aber weniger als einen Monat an.

Was versteht man unter einer akuten polymorphen psychotischen Störung?

Die ***akute polymorphe psychotische Störung*** geht meist mit innerer Aufgewühltheit einher und weist von Tag zu Tag stark wechselnde Symptome von Bewusstseinsveränderungen, Halluzinationen, Wahn und Affektstörungen auf. Typisch für die Störung sind ein abrupter Beginn innerhalb von 48 Stunden und eine rasche Rückbildung der Symptome (die französische Psychiatrie sprach deshalb von einer «***bouffée délirante***»). Diese Störung kann schizophrenieähnlich sein oder eher einer Affektstörung ähneln.

Was ist die Therapie von akuten vorübergehenden Störungen und wie steht es um deren Prognose?

Die Therapie dieser akuten vorübergehenden psychotischen Störungen unterscheidet sich nicht von der Therapie der Schizophrenien. Die Prognose dieser besonders akuten, kurz dauernden und häufig von belastenden Lebensereignissen ausgelösten Psychosen ist aber besonders günstig.

Wie werden wahnhafte Störungen therapiert?

Wahnhafte Störungen sind geprägt von akuten oder chronischen Wahnsymptomen, erfüllen aber nicht die Kriterien einer Schizophrenie, einer affektiven Störung mit Wahn oder einer organischen Psychose. Auch diese diagnostische Gruppe, die im ICD-10 zur Klassifikationsgruppe F2 gehört, stellt eine Art Restgruppe dar. Die Behandlungsmöglichkeiten sind gering. Auch Neuroleptika wirken in der Regel höchstens mäßig. Wesentlich ist der Aufbau einer guten therapeutischen Beziehung.

Wann wird von einer schizoaffektiven Störung gesprochen?

Was bedeutet es für die Prognose, wenn zu einer schizophrenen Symptomatik affektive Symptome hinzukommen?

Die ***schizoaffektive Störung*** ist eine Krankheit, bei der gemäß ICD-10 innerhalb einer Episode gleichzeitig ein depressives oder manisches Syndrom *und* ein schizophrenes Syndrom vorliegen. Entsprechend wird von einer schizodepressiven (gegenwärtig depressiv und schizophren) oder schizomanischen Störung gesprochen. Gemäß der alten Prognoseregel, dass bei affektiven Symptomen eine bessere Verlaufsprognose schizophrener Störungen erwarten werden kann, weisen schizoaffektive Störungen eher günstigere Verläufe auf als rein schizophrene Erkrankungen. In der Akutphase steht je nach vorliegender manischer oder depressiver Symptomatik eine neuroleptische Behandlung oder der zusätzliche Einsatz von Antidepressiva im Vordergrund. Prophylaktisch werden Lithium, Carbamazepin oder Valproat eingesetzt.

Entgegen dem ICD-10 kennen die Zürcher und andere Schulen auch die Diagnose einer schizoaffektiven Störung, wenn sich im Langzeitverlauf affektive Störungen mit schizophrenen Krankheitsbildern ablösen. Im Gegensatz zu den nach ICD-10 aufgeführten schizoaffektiven Störungen (schizophrene und affektive Symptome gleichzeitig) spricht man hier von einer konsekutiven Form. Beide Formen können je nach Betonung der Symptomatik vorwiegend schizophren oder vorwiegend affektiv geprägt sein. In Analogie zu den affektiven Störungen unterscheidet man bipolare (manische und depressive Episoden) und monopolare (nur depressiv geprägte) schizoaffektive Störungen.

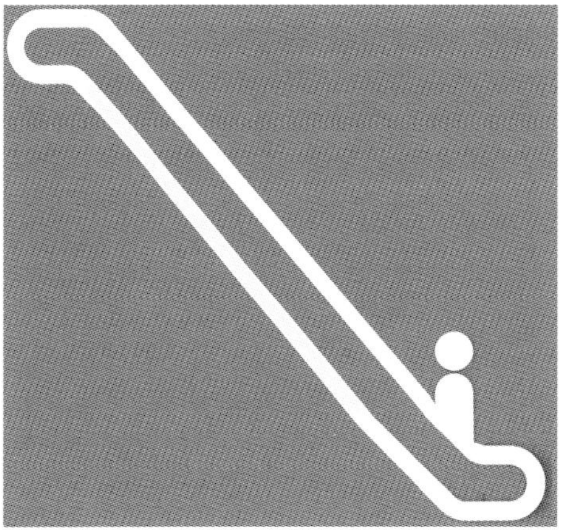

8 Affektive Störungen[7]

8.1 Allgemeines

Was ist das Grundcharakteristikum einer affektiven Störung?

Affektive Störungen sind v.a. durch eine Veränderung der Stimmung (Affektivität) und des Antriebs charakterisiert. In der ***Depression*** ist die Stimmung bedrückt, «herabgestimmt», in der ***Manie*** gehoben. Der Stimmungswechsel wird in der Regel von einem Wechsel des allgemeinen Aktivitätsniveaus begleitet. Treten im Leben wiederholt Depressionen auf, wird von einer ***rezidivierenden depressiven Störung*** gesprochen. Bei Erkrankungen mit depressiven und manischen Episoden, wenn also die Stimmung im Lebensverlauf zu beiden Polen hin verschoben wird, spricht man von einer ***bipolaren affektiven Störung***.

Was versteht man unter Zyklothymie?

Was ist eine Dysthymie?

Als ***Zyklothymie*** wird eine andauernde Instabilität der Stimmung mit einem (zyklischen) Wechsel von leichter Depression (Subdepressivität) und leichter Manie (Submanie) bezeichnet. Milde, aber anhaltende depressive Verstimmungen, die einen Menschen oft von Jugend an als subdepressiv erscheinen lassen, werden als ***Dysthymien*** (früher depressive Neurosen) bezeichnet.

Wie können affektive Störungen charakterisiert werden?

Affektive Störungen können aufgrund ihres Schweregrades (leicht, mittelgradig, schwer) und ihres Verlaufs (einzelne/rezidivierende Episoden, anhaltende Störung, bipolarer Verlauf mit Wechsel zwischen depressiven und manischen Episoden) unterteilt werden. Im Folgenden

---

7 Dieses Kapitel wurde unter Mitwirkung von Prof. Dr. med. J. Angst (PUK Zürich) geschrieben.

sollen v.a. depressive Episoden (inkl. rezidivierende depressive Störungen), manische Episoden und die bipolare affektive Störung ausführlicher behandelt werden.

8.2 Depressive Episode

8.2.1 Einführung

Seit es schriftliche Zeugnisse gibt, finden sich Hinweise, dass Menschen an Depressionen gelitten haben. In der ersten Sammlung medizinischer Abhandlungen des antiken Griechenlands, den so genannten hippokratischen Schriften, wurde dem Leiden ein Name gegeben und gleichzeitig eine Erklärung angeboten: Im Rahmen der antiken Vier-Säfte-Lehre bezeichnete man einen mutlos-bedrückten Gemütszustand als ***Melancholie*** (Schwarzgalligkeit). Die Erkrankung wurde als körperlich bedingt betrachtet und mit einem Überschuss an schwarzer Galle in Verbindung gebracht.

Was versteht man unter Melancholie?

Im Mittelalter wurde ein schwermütiger Zustand teilweise als **Akedia** (Trägheit) bezeichnet und dann als Sünde verstanden. Mit dem Aufkommen der naturwissenschaftlichen Medizin begann sich im 19. Jahrhundert zunehmend der Begriff der ***Depression*** (lat. deprimere = niederdrücken) durchzusetzen.

Es ist nicht immer einfach, im Falle von Stimmungsveränderungen gesund und krank voneinander abzugrenzen. Nicht jede Niedergeschlagenheit ist Zeichen einer behandlungsbedürftigen Krankheit. Oft genug werden Depressionen aber nicht erkannt und die Betroffenen finden keine adäquate Hilfe. Je nach soziokulturellem Umfeld, Herkunft, Geschlecht, Alter und Persönlichkeitstypus manifestiert sich eine Depression auf unterschiedliche Art und Weise. Schon historisch sind zwei voneinander abweichende Erlebnisarten aufgefallen: Die einen Menschen fühlen sich grundlos, aber von Grund auf verändert. Sie empfinden ihre «Schwermut» als etwas Unbekanntes, Fremdartiges, das ihnen auferlegt wird. Andere finden ihr Leiden nicht grundsätzlich unverständlich. Auch sie werden durch Kummer, Gram oder Verzweiflung gequält, aber ihr Leiden hat für sie ein Motiv. Sie glauben, ein Stück weit zu verstehen, was ihnen geschieht. Diese Menschen ***nehmen*** einen Verlust oder Konflikt ***schwer.*** In der klassischen Psychiatrie wurde das ***schwermütige*** Erleben in wissenschaftlicher Verfeinerung als ***endogen depressiv***, ***melancholisch*** oder ***affektkrank*** bezeichnet. Im Grunde wurde dabei immer etwas ähnliches gemeint: eine innere Gemütsleere, die scheinbar grundlos auftritt. Auch die ***schwernehmerischen*** Erlebnisweisen wurden mit vielen unterschiedlichen Bezeichnungen umschrieben. Es wurde von ***depressiven Reaktionen***, ***neurotischen*** oder ***psychogenen Depressionen*** gesprochen. Der Übergang zwischen endogenen Depressionen und psychogenen Depressionen ist aber fließend.

Was versteht man unter dem Begriff ‹endogen depressiv›?

Meist finden sich Mischbilder vor, die irgendwo zwischen dem endogenen und psychogenen Pol auf einem Kontinuum anzusiedeln sind. Die moderne ICD-10-Klassifizierung spricht deshalb rein deskriptiv von Depressionen mit somatischen und/oder psychotischen Symptomen, wo früher von endogener Depression die Rede war. Über die Ursache dieser Depressionsform ist damit aber nichts gesagt.

Häufigkeit: Depressive Störungen sind häufig. Bei repräsentativen Befragungen gaben etwa 20 bis 25% der Bevölkerung an, schon an depressionstypischen Symptomen gelitten zu haben. Frauen sind doppelt so häufig von Depressionen betroffen wie Männer. Mindestens 3% der Bevölkerung stehen wegen Depressionen in ambulanter psychiatrischer Behandlung. In Zürich haben sogar schon gegen 17% der 30-Jährigen wegen Depressionen eine Therapie aufgesucht. Nur sehr wenige Depressive werden stationär behandelt (weniger als 1% der Bevölkerung).

Wie häufig sind depressive Störungen?

8.2.2 Klinik der Depression

Psychopathologie: Die Leitsymptome der Depression sind ***Freudlosigkeit, Bedrücktheit, Antriebslosigkeit*** und ***Interesselosigkeit*** (also nicht Traurigkeit, sondern ein Gefühls- und Antriebsverlust). Depressive Patienten sind oft entscheidungsunfähig, grüblerisch und unruhig. Sie empfinden unbestimmte ***Angst*** oder Angst vor dem Alltag. Selbstwertgefühl und Selbstvertrauen sind in der Regel vermindert und die Patienten werden von ***Selbstvorwürfen*** oder Schuldgefühlen geplagt. Nicht selten sind auch ***Suizidgedanken*** oder Gedanken an den Tod. Konzentration, Denkvermögen und Gedächtnis können als Ausdruck einer allgemeinen Verlangsamung vermindert sein.

Was sind die Leitsymptome einer Depression?

Auf welche Weise ist das Selbstwertgefühl depressiver Menschen oft verändert?

Schlafstörungen sind charakteristisch für eine Depression. Dabei können Einschlafstörungen und Durchschlafstörungen mit frühem Erwachen auftreten. Selten sind ***Hypersomnien***. Der Appetit kann ebenfalls gestört sein. Es finden sich ***Appetitverlust*** (oder seltener gesteigerter Appetit) mit den entsprechenden ***Gewichtsveränderungen***. Die Patienten fühlen sich ***müde*** und ***energielos***. Charakteristisch sind auch Tagesschwankungen der Stimmung, oft mit einem «***Morgentief***». Bei atypischen Depressionen kann das Tief eher abends auftreten. Das sexuelle Interesse ist vermindert. Oft wird auch ein ***diffuses Druck- oder Schweregefühl*** bis zu Schmerz im Bereich von Oberbauch, Brust oder Kopf empfunden. Nicht selten treten Mundtrockenheit und Verstopfung als vegetative Begleitreaktionen auf.

Welche Symptome vegetativer Art treten charakteristischerweise häufig auf bei einer Depression?

Manche depressiven Menschen sind psychomotorisch agitiert, wesentlich häufiger aber ist ein depressiver Patient in allen seinen Aktivitäten ***gehemmt***. Die Haltung ist oftmals gebückt, die Mimik starr, der Blick niedergeschlagen und die Bewegungsmuster verlangsamt.

Welche psychomotorischen Symptome treten bei Depressionen auf?

Welche unspezifischen Symptome können bei einer Depression manchmal im Vordergrund stehen?

Eine Depression kann sich auf vielfältige Art und Weise manifestieren. So können bei gewissen Depressionen körperliche Störungen im Vordergrund stehen. Beispiele für körperliche Symptome sind Kopf- und Nackenschmerzen, Rückenbeschwerden und Verdauungsstörungen.

Welche Symptomatik wird bei schweren Depressionen beobachtet?

Bei ***schweren*** Depressionen akzentuiert sich die Symptomatik. Auch bei positiven Ereignissen bleibt die Bedrücktheit und Freudlosigkeit bestehen. Die Patienten geben an, keine Gefühle mehr empfinden zu können. Sie sind unfähig zu weinen und können nicht traurig sein. Es besteht große Müdigkeit und Energiemangel und eine ausgeprägte allgemeine Verlangsamung. Depressive Menschen sprechen stockend und einsilbig, oft werden stereotyp immer die gleichen Klagen wiederholt.

Welcher Art sind psychotische Symptome bei einer Depression?

Häufig bestehen Schuldvorstellungen, Verarmungsangst, hypochondrische Ideen oder die Vorstellung, nichts und niemandem zu genügen. Wenn sich diese stimmungskongruenten oder synthymen Ideen zum Wahn steigern und allenfalls Halluzinationen hinzukommen, weist die Depression ***psychotische Symptome*** auf. Es kann vorkommen, dass die betroffene Person überzeugt ist, alles, was zu ihr gehört, verloren zu haben oder gar überhaupt nicht mehr zu existieren.

Inwiefern sind die bei einer Depression auftretenden kommunikativen Veränderungen für die Kontaktpersonen von Bedeutung?

Bei depressiven Menschen ist der nonverbale Ausdruck (gebückte Haltung, verarmte oder fahrige Gestik, erstarrte Mimik, fehlender Blickkontakt, brüchige Stimme mit langen Sprechpausen) und die verbale Kommunikation (Worte der Hilflosigkeit, Klagen, Wortarmut) verändert. Die Kommunikationsweise depressiver Patienten beeinflusst das Verhalten ihrer Bezugspersonen. Diese fühlen sich oft verunsichert und verstimmt (Deprimierung, aber auch Ärger). Es entwickelt sich nahezu regelhaft eine Schonhaltung gegenüber den depressiven Patienten, oft aber auch eine kritische und kontrollierende Haltung.

Die in der Depression veränderte Kommunikationsweise führt vorübergehend auch zu einem veränderten Beziehungsmuster zwischen einer depressiven Person und ihrem Gesprächspartner. Die geschilderten kommunikativen Veränderungen treten selbstverständlich nicht isoliert auf, sondern stehen in Zusammenhang mit den biologischen, psychologischen und sozialen Veränderungen bei einer depressiven Verstimmung.

Wie häufig rezidivieren depressive Episoden?

Wie häufig chronifizieren depressive Störungen?

Verlauf: Depressive Episoden können sich allmählich über Wochen oder Monate, aber auch relativ rasch innerhalb von Tagen entwickeln. Meist besteht – vor allem bei einer Ersterkrankung – ein Zusammenhang mit einem belastenden Lebensereignis. Die Dauer einer Episode ist unterschiedlich (von wenigen Wochen bis über ein Jahr), im Durchschnitt aber mehrere Monate. Die Prognose einer depressiven Episode ist grundsätzlich günstig. Bei ca. 15% der Depressionen kommt es aber zu einer chronischen (oder besser lang anhaltenden) Depression. Mehr als die Hälfte der Menschen, die eine depressive Episode erleiden, machen in ihrem Leben mehrere depressive Episoden durch. In diesem Fall wird nach ICD-10 von einer ***rezidivierenden depressiven Störung*** gesprochen. Dabei können zwischen den einzelnen Episoden nur Wochen bzw. Monate, aber auch Jahrzehnte liegen. Tritt zu depressiven Episoden eine manische Episode hinzu, handelt es sich nicht mehr um eine unipolare affektive Störung, sondern um eine ***bipolare affektive Störung***.

8.2.3 Ursachen der Depression

An der Entstehung einer Depression können verschiedene biologische, psychologische und soziale Faktoren beteiligt sein. In ***biologischer*** Hinsicht ist davon auszugehen, dass genetische Faktoren eine unterschiedlich starke Disposition zu depressiven Störungen bewirken. Nach Zwillings- und Adoptivstudien ist zu schließen, dass die genetische Disposition nicht notwendigerweise zum Auftreten einer Depression führen muss (60 % der eineiigen Zwillinge erkranken diskordant), dass aber das Risiko, depressiv zu reagieren und rezidivierend zu erkranken, durch ein im Einzelnen noch nicht erforschtes (wahrscheinlich polygenes) Muster erhöht werden kann.

Gibt es eine genetische Prädisposition, an einer depressiven Störung zu erkranken?

Während einer depressiven Erkrankung ergeben sich vielfältige biochemische und neurophysiologische Umstellungen im Körper einer betroffenen Person. Das derzeitige Forschungsinteresse richtet sich hauptsächlich auf ***Veränderungen der Neurotransmitteraktivität*** (v. a. der serotonergen und noradrenergen Transmission) und auf damit in Zusammenhang stehende verschiedene Aktivierungsmuster von Hirnregionen (insbesondere Frontalhirn, limbisches System, Basalganglien). Auf der Hypothalamus-Hypophyse-Nebennierenrindenachse (HPA-Achse) wird häufig ein ***Hyperkortisolismus*** festgestellt, der mit zentralen Fehlregulationen gekoppelt ist. Dieser Hyperkortisolismus kann eine chronische Stresssituation widerspiegeln. Die Veränderungen des Schlafmusters mit einer REM-Vorverlagerung und der Abnahme der tiefen Schlafstadien stehen in Beziehung mit ***Störungen des zirkadianen Rhythmus*** und können eine Desynchronisation des depressiven Menschen mit seiner Umwelt bzw. eigenen Regulationssystemen anzeigen.

Was kann man über neurophysiologische Veränderungen in der Depression sagen?

Aktuelle ***soziale*** Belastungssituationen, wie z. B. persönliche Verluste (Tod bzw. Trennung von Partnern, Arbeitslosigkeit), können vor allem beim ersten Auftreten depressiver Episoden regelhaft als auslösende Faktoren nachgewiesen werden. Bei häufig rezidivierenden depressiven Episoden kann sich offenbar eine gewisse Eigendynamik einspielen, so dass Depressionen auch ohne schwerere psychosoziale Belastungssituationen auftreten.

Wo liegt der Zusammenhang zwischen Belastungssituationen und einer Depression?

Im Einzelfall sind die verschiedenen Einflussfaktoren unterschiedlich ausgeprägt. So dürften die einen ein höheres genetisches Risiko, die anderen ungünstige soziale Belastungssituationen, dritte stärker depressiogene Reaktionsmuster aufgrund biographischer Einflüsse aufweisen. Zudem ist zu beachten, dass Anlage und Umwelteinflüsse, Verhaltensmuster und psychosoziale Belastungen nicht scharf voneinander zu trennen sind. Eine lineare Abfolge von Disposition und auslösenden

Welche Überlegungen sprechen für ein integratives Depressionsmodell?

Faktoren kann der Problematik depressiver Menschen deshalb nicht ganz gerecht werden. Vielmehr dürften die verschiedenen Faktoren wechselweise aufeinander einwirken, wie es im integrativen Depressionsmodell dargestellt ist.

Wo liegt die Bedeutung hoher Selbstanforderung bei einer Depression?

Einerseits kann eine Depression auf genetischer oder biographischer Grundlage von dazu passenden Belastungsfaktoren ausgelöst werden, andererseits kann aber auch depressive Hemmung selbst zu einer psychologischen Reaktion oder sozialen Belastung führen, was wiederum den weiteren Verlauf einer depressiven Episode beeinflusst (Stichwort: Depression über die Depression). Wenn eine depressive Person aufgrund eines inneren großen Verpflichtungsgefühls (z. B. im Zusammenhang mit einem strengen Gewissen oder hohen Idealvorstellungen) eine Sache nicht ruhen lassen kann, wird sie sich bei beginnender depressiver Blockade fordern und schließlich überfordern. Dasselbe gilt natürlich auch für Personen, die sich aus äußeren Gründen eine Pause nicht leisten können, etwa eine Mutter mit kleinen Kindern ohne partnerschaftliche Unterstützung. Der Kampf gegen die depressive Blockade führt dann zu einer großen inneren Anspannung, zu Distress und nur allzu häufig zu neuen Enttäuschungen, was zwangsläufig in einen Teufelskreis von biologisch verankertem Depressionsmuster und bewusster Gegenwehr führen muss.

8.2.4 Diagnose der Depression

Was versteht man unter einer larvierten Depression?

Diagnostische Probleme treten oft bei Patienten auf, bei denen Klagen über körperliche Störungen im Vordergrund stehen und bei denen die eigentlichen Depressionssymptome wenig prominent erscheinen. Man spricht in diesem Zusammenhang auch von einer ***larvierten Depression.***

Um eine Depression sicher ausschließen zu können, empfiehlt es sich, nicht nur nach den Leitsymptomen, sondern gezielt auch nach den Zusatzsymptomen zu fragen. Die ICD-10-Forschungskriterien einer depressiven Episode sind in **Tabelle 14** dargestellt und geben die typischen Symptome einer Depression wieder.

Tabelle 14: Diagnostische Leitlinien des depressiven Syndromes

Leitsymptome:
1. Depressive Stimmung: Die meiste Zeit des Tages, fast jeden Tag, mindestens während zwei Wochen
2. Verlust von Interesse und Freude
3. Verminderter Antrieb oder gesteigerte Ermüdbarkeit

Tabelle 14: Fortsetzung Diagnostische Leitlinien des depressiven Syndromes

Zusatzsymptome:
1. Verminderte Konzentration und Aufmerksamkeit
2. Vermindertes Selbstwertgefühl und Selbstvertrauen
3. Gefühle von Schuld und Wertlosigkeit (Selbstvorwürfe)
4. Negative und pessimistische Zukunftsperspektiven
5. Suizidgedanken, suizidales Verhalten, erfolgte Selbstverletzung
6. Schlafstörungen
7. Verminderter Appetit

Welche Störungen kommen bei einem depressiven Syndrom noch in Frage?

Differentialdiagnose der Depression:

1. organische depressive Störung bzw. substanzbedingte Depression
2. schizodepressive Störung (im Rahmen einer schizoaffektiven Störung)
3. postschizophrene Depression
4. Negativsymptome bei Schizophrenien

Wie können organisch bedingte Depressionen abgegrenzt werden?

Die Abgrenzung gegenüber organisch bedingten Depressionen, z.B. bei Infektionskrankheiten oder substanzbedingter Depression, geschieht aufgrund der entsprechenden Resultate der körperlichen Untersuchung.

Bei einer schizodepressiven Störung muss neben dem depressiven auch ein schizophrenes Syndrom vorliegen und die Wahninhalte sind bei dieser Störung im Allgemeinen stimmungsinkongruent. Ein depressiver Zustand mit einigen anhaltenden schizophrenen Positiv- oder Negativsymptomen soll nach ICD-10 als postschizophrene Depression diagnostiziert werden. Das Risiko einer Verwechslung der Depression mit einer Schizophrenie kann v.a. bei Depressionen mit psychotischen Symptomen auftreten, wenn der Patient schwer nachvollziehbare Vorstellungen äußert. Negativsymptome bei Schizophrenien können den Eindruck einer Depression machen. Schizophreniekranke Menschen sind aber in ihrer Stimmung nicht eigentlich bedrückt, sondern mehr apathisch (motivations- und teilnahmslos).

8.2.5 Allgemeine Behandlungsprinzipien der Depression

Bei einer Depression ist es von besonderer Bedeutung, dass der Therapeut den depressiven Zustand des Betroffenen erkennt und akzeptiert. Fehl am Platz sind beschönigende Kommentare (wie «es ist doch nur halb so schlimm») – der Patient wird sich dabei ein weiteres Mal unverstanden fühlen. Die beste Haltung einem depressiven Patienten gegenüber ist Verständnis für sein momentanes Unvermögen und sein aktuelles Leiden. Meist ist es dabei besser, die geäußerten Beschwerden und Klagen unkommentiert nochmals zusammenzufassen, als sie vorschnell zu interpretieren oder gar zu relativieren. Bei der psychopathologischen Exploration bewährt es sich, von einfacher zugänglichen Symptomen (wie Schlafstörung, Appetit- und Gewichtsverlust, Antriebsstörung, Konzentrations- und Gedächtniseinbuße, Morgentief und Tagesrhythmik, körperliche Beschwerden) auszugehen und erst allmählich auf das schwerer in Worte zu fassende innere Erleben (wie Beeinträchtigung des Gefühlslebens, persönliche Sorgen, Zukunftsängste, Selbstvorwürfe usw.) zu sprechen zu kommen, wenn Letzteres nicht spontan geäußert wird.

Wie können depressive Symptome im Gespräch angegangen werden?

Dabei tut man gut daran, sich genug Zeit für den depressiven Patienten zu nehmen und allenfalls (bei Zeitdruck in der Praxis) baldmöglichst ein längeres exploratives Gespräch zu vereinbaren, in dem sich der Patient ohne Zeitdruck möglichst frei über seine Situation und sein Leiden äußern kann. Immer gilt es aber, eine akute Suizidgefahr auszuschließen, bevor ambulant weitergearbeitet wird.

Was muss bei der Konsultation eines Patienten mit Depression immer abgeklärt werden?

Neben dem einfühlsamen explorativen Gespräch kommt auch der Mitteilung der Diagnose und der allfällig nötigen Krankschreibung eine therapeutische Funktion zu. Die diagnostische Information («es handelt sich um eine Depression») kann dem Patienten deutlich machen, dass er an einer bekannten medizinischen Krankheit leidet, für die adäquate Therapien existieren und die eine günstige Prognose hat. Bestehen Anzeichen dafür, dass Angehörige sich besonders schuldig fühlen und ungeduldig-fordernd oder kritisch-ablehnend reagieren, sollten auch sie – mit dem Einverständnis des Patienten – über die Diagnose orientiert werden. Durch ein entlastendes Gespräch mit Angehörigen kann manchmal ein äußerer Druck auf den Patienten vermindert werden.

8.2.6 Somatische Therapie der Depression

Wann wird meist der Einsatz von Antidepressiva notwendig?

Bei mittelschweren und vor allem bei schweren Depressionen wird in der Regel eine somatische Therapie notwendig. Suizidale und sozial stark belastete depressive Menschen benötigen zudem meist eine stationäre Behandlung. Die traditionellen (insbesondere die trizyklischen) Antidepressiva sind allgemein mit mehr Nebenwirkungen behaftet als die modernen selektiven Serotonin-Wiederaufnahme-Hemmer (SSRI) oder die neuesten Antidepressiva mit dualem oder spezifischem Wirkprinzip (SNRI, NARI, NASSA). Die Trizyklika sollten deshalb nur in besonderen Situationen (z.B. bei Therapieresistenz) Anwendung finden, auch wenn sie deutlich kostengünstiger und nicht weniger wirksam als die modernen Antidepressiva sind (Cave: Medikamentenpause bei Übergang von SSRI-Präparaten auf Moclobemid). Auch hochkonzentriertes Johanniskraut wirkt antidepressiv, ist aber bei schweren Depressionsformen nicht angezeigt.

Allgemein wichtig ist, dass jeder Behandlungsversuch bei akzeptabler Verträglichkeit mit genügend hohen Dosen erfolgen sollte. Bei der Auswahl des Antidepressivums können folgende Regeln hilfreich sein:

1. Die verschiedenen Antidepressiva haben eine ähnliche Wirksamkeit. Nur Vorerfahrungen können einen Hinweis auf die besondere Wirksamkeit im individuellen Fall geben. Hat ein Patient oder eine nahe Blutsverwandte schon früher auf ein bestimmtes Antidepressivum gut angesprochen, so ist ein Versuch mit diesem Medikament empfehlenswert (Ausnahme: zwischenzeitlich neu aufgetretene Kontraindikationen wie kardiale Rhythmusstörungen). Im Allgemeinen kann sonst nicht vorausgesagt werden, ob ein Antidepressivum bei einem Patienten besser wirkt als ein anderes. Bei Erstbehandlungen ist die Pharmakotherapie mit einem modernen Präparat (SSRI, SNRI, NARI, NASSA) zu beginnen.

Lässt sich die Wirkung eines bestimmten Antidepressivums bei einem Patienten voraussagen?

2. Bei Patienten mit Schlafstörungen kann ein sedierend wirkendes Antidepressivum (Mianserin, Mirtazapin, Trimiparin) am Abend gegeben werden. Wenn die Schlafstörungen trotzdem fortbestehen oder ein nichts edierendes Medikament gewählt wird, ist die abendliche Gabe eines Benzodiazepinpräparats (z.B. Flurazepam) oft hilfreich. Bei ausgeprägter Suizidalität ist auch tagsüber ein Benzodiazepinpräparat oder eine Lithiumzugabe empfehlenswert.

Welche Antidepressiva sind bei Schlafstörungen günstig?

3. Besser als die Wirkung können die Nebenwirkungen der verschiedenen Antidepressiva vorausgesagt werden. Besonders bei älteren Menschen soll die Wahl des Medikaments nach dem Nebenwirkungsprofil erfolgen. Patienten mit kardialen Dysfunktionen, Prostatahypertrophie, Engwinkelglaukom sowie anderen Kontraindikationen für eine anticholinerge Medikation dürfen ohne intensives Monitoring nicht mit Trizyklika oder Maprotilin behandelt werden. Als kardial sichere Antidepressiva gelten Mianserin, SSRI-Präparate und Antidepressiva mit dualem oder spezifischem Wirkprinzip. Diese haben auch keinen adrenolytischen Effekt, was bei (alten) Menschen mit Orthostasegefahr von Bedeutung ist.

Welche Antidepressiva gelten bei Patienten mit kardialen Problemen als weitgehend sicher?

4. Schwer depressive Patienten mit einem psychotischen Bild benötigen in der Regel eine Kombinationsbehandlung mit einem Neuroleptikum, z.B. Olanzapin.

Wann sind auch Neuroleptika in der Depressionsbehandlung indiziert?

5. Depressive Patienten, die zugleich an einer Zwangserkrankung oder an einer Bulimie leiden, sprechen besonders gut auf Clomipramin sowie auf SSRI-Präparate an. Diese Mittel können auch bei Kombination einer depressiven Erkrankung mit Panikattacken Anwendung finden.

Wann sind Plasmaspiegelbestimmungen indiziert?

6. Die Bestimmungen der Plasmaspiegel von Antidepressiva kann indiziert sein bei:

a) fehlendem Ansprechen auf Antidepressiva in adäquaten therapeutischen Dosierungen

b) ungewöhnlich starken Nebenwirkungen bei solchen Dosierungen

c) vermuteter Non-Compliance

Was versteht man unter Therapieresistenz bei Depressionen?

Welche Verfahren können bei Therapieresistenz angewandt werden?

7. Therapieresistenz: Ca. 60 bis 70 % der Patienten sprechen innerhalb von 4 Wochen auf ein Antidepressivum an (zum Vergleich: ca. 40 % verbessern sich unter Plazebo). Therapieresistent auf ein erstes Antidepressivum sind somit 30 bis 40 % der Behandelten. Ein besonderes hohes Risiko für Therapieresistenz haben Menschen mit komorbidem Substanzabusus und Persönlichkeitsstörungen. Bei Therapieresistenz auf ein Antidepressivum in üblicher Dosierung kann eine Hochdosierung dieses Mittels versucht oder auf ein anderes Antidepressivum gewechselt werden. Beim Wechsel von einem SSRI auf ein trizyklisches Präparat sprechen ca. die Hälfte der vorher therapieresistenten Personen auf die Zweitmedikation an. Die Kombination zweier Antidepressiva als weitere Behandlungsvariante bei Therapieresistenz wird zwar viel angewandt, ohne dass allerdings Erfolge in kontrollierten Studien nachgewiesen sind. Nachgewiesenermaßen effektvoll sind hingegen sog. Augmentationstherapien, also die Zugabe von Lithium sowie in zweiter Linie von Schilddrüsenhormonen zu Antidepressiva. Andere biologische Strategien zum Durchbrechen einer Therapieresistenz sind:

a) Schlafentzug

b) Lichttherapie

c) Infusionstherapie von Antidepressiva

d) Elektrokonvulsionsbehandlung (versuchsweise neuerdings auch die Transkranielle Magnetstimulation)

8.2.7 Psychotherapie der Depression

Leichte bis mittelschwere Depressionsformen werden meist ambulant behandelt, viele davon auch in der Praxis von niedergelassenen Allgemeinärzten oder Internisten. Gerade in der ambulanten Behandlung von Depressionen sollten psychotherapeutische Methoden eine wichtige Rolle spielen, was aber leider noch zu wenig der Fall ist. Grundsätzlich ist zwischen einer unspezifisch stützenden Therapieform und speziellen psychotherapeutischen Behandlungsverfahren zu unterscheiden (siehe S. 40–45). Bei jeder Depressionsbehandlung – auch wenn hoch dosierte Antidepressiva eingesetzt werden – ist eine begleitende Psychotherapie stützender Art angezeigt.

Bei depressiven Episoden sind drei spezifische Psychotherapieverfahren empirisch überprüft:

1. Kognitive Verhaltenstherapie
2. Interpersonelle Psychotherapie
3. Psychodynamische (inkl. psychoanalytisch orientierte) Therapie

Wie lassen sich die spezifischen Psychotherapieverfahren bei Depression charakterisieren?

Die Methode der kognitiven Verhaltenstherapie besteht darin, die sich aufdrängenden negativen Gedanken (z.B. «ich bin unfähig», «die anderen verachten mich» oder «es wird sich nie etwas ändern») zu hinterfragen und über ein verändertes Denken die Stimmungslage zu beeinflussen. Zugleich wird mittels gestuften Alltagsanforderungen den depressiven Kranken deutlich gemacht, dass sie – entgegen ihrer Selbsteinschätzung – noch zu umschriebenen Leistungen imstande sind.

Die interpersonelle Psychotherapie verfolgt das gleiche Ziel mit anderen Mitteln: Sie sucht depressiven Menschen eine neue Sichtweise ihrer Beziehungsprobleme zu eröffnen und sie auf diese Weise in ihrer Sozialkompetenz zu stärken.

Die psychoanalytisch orientierte Therapie ist direkter gefühlsorientiert und versucht, die Aufmerksamkeit depressiver Menschen anhand von Alltagserlebnissen und Träumen auf versteckte Gefühle von Ärger, Wut und Traurigkeit zu lenken. Dabei kommt auch zur Sprache, was das bewusste Wahrnehmen dieser Gefühle hindert. Hauptziel ist die schrittweise Integration abgewehrter Gefühle in die Persönlichkeitsentwicklung.

Da depressive Menschen oft dazu neigen, die in der Depression erlebte Blockade als Beweis ihres persönlichen Versagens zu nehmen, ist es hilfreich, deutlich zwischen dem momentanen depressiven Erleben einerseits und ihren persönlichen Fähigkeiten außerhalb der depressiven Episode andererseits zu unterscheiden. So kann dem Patienten beispielsweise erklärt werden, dass niemand in der Lage ist, die eigene Gestimmtheit direkt zu beeinflussen. Als Betroffene könnten sie aber zum Abklingen des depressiven Zustandes beitragen, wenn sie z.B. zusammen mit dem Therapeuten herauszufinden suchen, ob es für ihre momentane Lage noch unerprobte Bewältigungsmöglichkeiten gibt. Dazu könnte auch eine Überprüfung ihrer meist negativen Selbsteinschätzung gehören, wie es in der **kognitiven Psychotherapie** geschieht. Depressiven Menschen, die einen persönlichen Verlust erlitten haben, kann der normale Ablauf eines Trauerprozesses erklärt werden. Auch wenn streng zwischen Trauer und Depression unterschieden werden muss, kann das Wissen um die oft mehrmonatige Beeinträchtigung während eines normalen Trauerprozesses die hohen Ansprüche eines depressiven Menschen an sich selbst reduzieren und zur Entlastung beitragen. In analoger Weise versucht die **interpersonelle Psychotherapie,** auch andere Probleme zu entschärfen.

Weshalb ist eine Rezidivprophylaxe notwendig?

Rekonvaleszenzzeit und prophylaktische Empfehlungen: Depressive Episoden haben eine gute Spontanprognose. Etwas mehr als die Hälfte aller einmal depressiv erkrankten Menschen leiden zu einem späteren

Zeitpunkt aber wieder an depressiven Episoden, weshalb prophylaktische Maßnahmen angezeigt sind.

Die Rekonvaleszenzzeit eignet sich dazu, in therapeutischen Gesprächen mit motivierten Patienten depressiogene Risikofaktoren in der Lebensgestaltung herauszufinden und neue Bewältigungsstrategien für schwierige Situationen zu finden. Nur ein Teil der betroffenen Patienten wird aber diesen Weg gehen wollen oder können. Wurde während einer depressiven Episode ein Antidepressivum eingesetzt, so sollte die therapeutische Dosis noch während etwa eines halben Jahres beibehalten und erst dann schrittweise ausgeschlichen werden. Bei wiederholt erkrankenden Patienten mit kürzeren gesunden Intervallen als 3 bis 4 Jahre oder bei Patienten mit besonders häufigen Rezidiven sollte die medikamentöse Prophylaxe in der therapeutischen Dosierung der Akutphase noch viel länger weitergeführt werden. Bei antidepressiver Langzeitprophylaxe ist jährlich ein somatischer Check-up einschließlich EKG-Untersuchung zu empfehlen.

Wann kann ein Antidepressivum wieder abgesetzt werden?

Die Alternative zur Langzeitbehandlung mit Antidepressiva ist bei rezidivierenden depressiven Störungen die Prophylaxe mit Lithium (oder Carbamazepin bzw. Valproat und anderen Antiepileptika). Wenn manische Phasen auftreten, sollte Lithium (bzw. Carbamazepin oder Valproinsäure) als Mood-Stabilizer regelhaft zur Anwendung kommen.

Welche Medikamente finden als Langzeitprophylaxe bei Depressionen Verwendung?

Eine längerfristige Psychotherapie, die über die Rekonvaleszenzzeit von einigen Wochen bis Monaten hinaus weitergeführt wird, ist nicht in jedem Fall angezeigt. Bestehen aber belastende persönliche Konflikte, die mit der Auslösung der depressiven Episode zusammenhängen, auch nach dem Abklingen der Depression weiter, so ist eine längerfristige Psychotherapie ratsam.

Wann kann eine längerfristige Psychotherapie angezeigt sein?

Während des ganzen therapeutischen Prozesses ist der Patient auf sachliche Orientierung durch den behandelnden Psychotherapeuten angewiesen. Dazu gehören auch Informationen über Nebenwirkungen der verordneten Therapien. Für den Patienten ist es wichtig zu wissen, welche Maßnahmen aus therapeutischer Indikation vorgeschlagen werden, welches Prozedere der Rückfallprophylaxe dient und welche therapeutischen Möglichkeiten zu seiner weiteren persönlichen Entwicklung beitragen können.

8.3 Manie

8.3.1 Allgemeines zur Manie

Als Manie wurden ursprünglich alle Zustände des «Außer-sich-Seins» bezeichnet, z. B. Entrückung, Ekstase und Raserei. Im Altertum wurden die Begriffe Manie und Melancholie nicht im Sinne gegensätzlicher Gemütszustände gebraucht, sondern sie galten verschiedenen Aspekten einer auffälligen Geistesverfassung. Erst im 19. Jahrhundert entwickelten zuerst französische, dann deutsche Psychiater das Konzept, dass Manie und Depression gegensätzliche Zustände seien, die sich in der manisch-depressiven Erkrankung periodisch ablösen.

Eine Störung mit rein manischen Episoden ist selten. Häufiger sind ***bipolare affektive Störungen***, bei denen sowohl manische, als auch depressive Episoden auftreten.

Bei welcher Störung treten manische Episoden meistens auf?

8.3.2 Klinik der Manie

Psychopathologie: Leitsymptome einer manischen Episode sind eine ***inadäquat gehobene, euphorische Stimmung*** und/oder ***Reizbarkeit.*** Selten kann es zu einer extremen Steigerung des manischen Gehetztseins kommen mit Verwirrung, Aufhebung des Zusammenhangs des Denkens und Sprechens, und sogar zur Beeinträchtigung der Orientierung.

Welches sind die Leitsymptome einer manischen Episode?

Besonders charakteristisch für Manie sind ***Logorrhoe, Sprunghaftigkeit der Gedanken, Ideenflucht*** und ***gesteigerte Ablenkbarkeit***. Die durch die gehobene Stimmung bedingte ***Selbstüberschätzung*** kann sich zu wahnhaften Größenideen steigern. Bei einem Teil der Patienten können Größenwahn und der Stimmung entsprechende Halluzinationen auftreten.

Was sind charakteristische Veränderungen im Denken bei einer Manie?

Typischerweise besteht bei manischen Episoden ausgeprägte ***Überaktivität*** und ***Angetriebenheit***. Praktisch immer ist die Schlafdauer verkürzt, ohne dass sich die Patienten darüber beklagen würden, sie fühlen sich ja in Form. Die sexuelle Aktivität ist meist erhöht. Fatal kann sich für den Kranken und seine Angehörigen die fehlende Krankheitseinsicht bzw. das unbedachte, die sozialen Bindungen nicht mehr berücksichtigende Handeln auswirken. Übermäßiges Geldausgeben, allgemein egozentrisches Handeln, distanzloses Kontaktaufnehmen, sexuelle Kontakte außerhalb der Partnerbeziehung und aggressive Verhaltensweisen belasten die Beziehung zu den Angehörigen stark. Viele Ehen werden schon nach Auftreten einer ersten manischen Episode geschieden.

Warum hat eine manische Erkrankung oft große soziale Konsequenzen?

Verlauf: Manische Episoden können sich über Wochen und Monate steigern oder akut beginnen. Die Dauer einer manischen Episode ist unterschiedlich, durchschnittlich 5 Monate mit einer großen Streubreite. Manische Episoden klingen meist vollständig ab, wobei allerdings vorübergehende depressive Nachschwankungen häufig sind. Was den Langzeitverlauf betrifft, können zu späteren Zeitpunkten erneut manische Episoden, aber auch Depressionen, auftreten.

Wie kann eine manische Episode verlaufen?

8.3.3 Diagnose der Manie

Die Diagnose einer Manie ist bei ausgeprägter Antriebsvermehrung und euphorischer Grundstimmung meist einfach zu stellen. Bei ausgeprägter Reizbarkeit oder bei schwerer Verwirrtheit können diagnostische Probleme auftreten. Die diagnostischen Kriterien einer Manie nach ICD-10 sind in **Tabelle 15** zusammengefasst.

Tabelle 15: Diagnostische Leitlinien der Manie

Leitsymptome:

1. Gehobene, expansive oder gereizte Stimmung (auffälliger Stimmungswechsel von mind. 1 Woche)

Zusatzsymptome (mind. 3):

2. Gesteigerte Aktivität oder Ruhelosigkeit
3. Rededrang
4. Ideenflucht oder subj. Gefühl von Gedankenjagen
5. Verlust sozialer Hemmungen
6. Verringertes Schlafbedürfnis
7. Übersteigertes Selbstwertgefühl, Größenideen
8. Verminderte Ablenkbarkeit
9. Risikohaftes Verhalten
10. Gesteigerte Libido oder sexuelle Taktlosigkeit

Was sind die wichtigsten Differentialdiagnosen eines manischen Syndroms?

Differentialdiagnose der Manie:

1. organische manische Störung bzw. substanzinduzierter manischer Zustand
2. manisch-depressiver Mischzustand
3. schizophrene und andere psychotische Erregungszustände

Eine organisch bedingte Manie kann durch die somatische Untersuchung und anhand der Anamnese ausgeschlossen werden. Substanzinduzierte manische Zustände dauern in der Regel in nüchternem Zustand nicht an. Bei ***manisch-depressiven Mischzuständen*** treten rasch wechselnde oder miteinander verknüpfte manische und depressive Symptome auf. Aber aufgepasst: Hinter sehr vielen manischen Zuständen steht eine tiefe Verletzung – eine Art abgewehrte Depression –, ohne dass wir von Mischzuständen sprechen. Im Weiteren sind schizophrene Erregungszustände ohne gehobene Stimmung oder Reizbarkeit von der Manie zu differenzieren.

8.3.4 Therapie der Manie

Akutbehandlung: Die Behandlung einer akuten Manie kann wegen der meist fehlenden Krankheitseinsicht schwierig sein. Bei ausgeprägter Selbstschädigung oder Fremdgefährdung ist eine stationäre Behandlung erforderlich. Allgemein empfehlenswert ist es, den Patienten von stimulierenden Außenreizen abzuschirmen, ihn ernst zu nehmen, jedoch ohne zu stark auf die manischen Inhalte einzugehen. Manchmal ist es sogar hilfreich, ein persönliches Verletztwerden oder eine versteckte Missstimmung anzusprechen. Wegen des Aktivitätsdrangs sollte darauf geachtet werden, dass der Patient sich betätigen oder sich körperlich erschöpfen kann.

Welche allgemeinen Maßnahmen können bei der Behandlung einer Manie hilfreich sein?

Als medikamentöse Behandlung der Manie stehen in erster Linie Lithium und die Antikonvulsiva Carbamazepin und Valproinsäure zur Verfügung. Wegen des stimmungsstabilisierenden Effektes werden diese Medikamente auch Mood-Stabilizer genannt. Möglicherweise hat Valproinsäure unter den Mood-Stabilizern die beste antimanische Wirkung. Da die stimmungsstabilisierende Wirkung dieser Stoffe aber auch bei schneller Aufdosierung erst nach einigen Tagen einsetzt, ist v.a. bei schweren Manien eine Ko-Medikation mit Benzodiazepinen (z.B. Lorazepam) und/oder mit sedierenden Neuroleptika (z.B. Chlorprothixen, Olanzapin) nötig. Liegen ausgeprägte Größenideen vor, ist ein hochpotentes oder atypisches Neuroleptikum (z.B. Haloperidol, Clozapin) angezeigt.

Wie kann eine akute Manie medikamentös behandelt werden?

Langzeitbehandlung und Rezidivprophylaxe: Nach einer ersten Stabilisierung hat es sich bewährt, mit den eingesetzten Mood-Stabilizern über mindestens ein halbes Jahr, günstigenfalls aber auch länger, fortzufahren. Eine darüber hinausgehende Langzeitprophylaxe ist vor allem bei rezidivierenden ***bipolaren*** Verläufen wünschenswert. Bei Therapieresistenz ist ein Wechsel des Mood-Stabilizers oder eventuell eine Kombinationsbehandlung angezeigt. Auch bei längerer Behandlung ist der Blutspiegel des verwendeten Medikamentes periodisch zu überprüfen. Eine Aufklärung des Patienten über die besonderen Gefahren einer Lithiumintoxikation (z.B. bei Flüssigkeitsverlust, Schwitzen, Fieber) ist Voraussetzung jeder Therapie mit Lithium.

Welche Medikamente können zur Langzeitprophylaxe einer Manie verwendet werden?

Die Nebenwirkungen einer Behandlung mit Mood-Stabilizern sind gegenüber den Patienten nicht zu relativieren, aber gegen die sozialen Folgen eines manischen Rezidivs abzuwägen. Ein abruptes Absetzen einer Lithiumprophylaxe geht mit einem Rezidivrisiko von 75% im ersten Jahr einher. Nach Abklingen einer manischen Episode kann es für den Patienten hilfreich sein, allfällige Schamgefühle, die das Verhalten während der manischen Episode betreffen, im therapeutischen Ge-

Was macht manisch Kranken später zu schaffen?

spräch aufzuarbeiten, wie überhaupt eine psychotherapeutische Begleitung von Maniekranken über die unmittelbare Krankheitsepisode hinaus empfehlenswert ist.

Wie hoch ist der empfohlene Lithium-Plasma-Spiegel?

Empfohlene **Lithium-Plasma-Spiegel:**

1. bei der Akuttherapie einer Manie: 0,8 bis 1,0 mmol/l
2. zur Prophylaxe: 0,5 bis 0,8 mmol/l
3. bei therapieresistenter Depression (als sog. Lithiumzugabe): 0,6 bis 0,8 mmol/l

8.4 Bipolare affektive Störung

8.4.1 Allgemeines zur bipolaren affektiven Störung

Was versteht man unter einer bipolaren affektiven Störung?

Die bipolare affektive Störung wurde früher als ***manisch-depressive Krankheit*** bezeichnet. In der Umgangssprache hat sich dieser Begriff gehalten. Bei dieser Störung treten im Langzeitverlauf in unregelmäßiger Reihenfolge sowohl manische wie depressive Episoden auf. (Wenn nur depressive Episoden im Sinne einer rezidivierenden depressiven Störung auftreten, spricht man von einer monopolaren affektiven Störung. Treten in wenigen Fällen hingegen nur manische Episoden auf, wird dennoch von einer bipolaren affektiven Störung ausgegangen, weil spätere depressive Episoden nicht ausgeschlossen werden können und Disposition, Verlauf und Prognose dieser rein manischen Fälle von bipolaren Störungen praktisch nicht zu unterscheiden sind.)

Die bipolaren affektiven Störungen werden von den monopolaren (rezidivierend depressiven) Störungen abgegrenzt, da sie sich hinsichtlich familiärer Disposition, Persönlichkeit, Verlauf und Prognose unterscheiden. Bipolare Störungen treten im Mittel früher auf (zwischen 20. und 30. Lebensjahr), verlaufen sozial ungünstiger und weisen eine höhere Episodenzahl auf. Die Lebenszeitprävalenz beträgt ca. 1 %.

8.4.2 Klinik der bipolaren affektiven Störung

Im Stadium der Erkrankung liegt entweder ein manisches oder depressives Syndrom vor, wie es in den vorhergehenden Kapiteln beschrieben wurde. Entsprechend wird diagnostiziert: Gegenwärtig manische (oder depressive) Episode bei bipolarer affektiver Störung.

Welche Subtypen der bipolaren Störung kennt die amerikanische Psychiatrie?

Die amerikanische Psychiatrie (DSM-IV) kennt auch bipolare Störungen (sog. bipolar II disorder), bei denen nur hypomanische Zustände mit fakultativer Einschränkung der beruflichen und sozialen Leistungsfähigkeit auftreten. Die bei hypomanischen Zustandsbildern beobachtbare Veränderung der Persönlichkeit fällt oft weniger den Betroffenen als ihren Bezugspersonen auf. Hypomanien gehen in 60 bis 70% den depressiven Zuständen voraus oder folgen ihnen nach. Psychotische Störungen kommen bei hypomanischen Zuständen nicht vor und sind auch im depressiven Zustande dieses Typus II der bipolaren Störungen seltener als bei bipolaren Störungen mit manischem Vollbild (sog. Typus I).

Diese Ausweitung der bipolaren affektiven Störungen auf hypomanische Zustandsbilder hat zur Konsequenz, dass in der amerikanischen Psychiatrie (wegen häufiger diagnostizierten bipolaren Verläufen) mehr Mood-Stabilizer Anwendung finden und depressive Episoden wegen ihrer potenziellen Induktion von (Hypo-) Manien zurückhaltend mit Antidepressiva behandelt werden. Der Wechsel zwischen den verschiedenen Zuständen (manisch, depressiv, ausgeglichen) kann schleichend oder abrupt erfolgen, zeigt aber bei einer einzelnen Person oft ein typisches Muster. In der Regel klingen manische und depressive Episoden weitgehend oder vollständig ab, ohne die Betroffenen in ihrer Lebensführung weiterhin zu beeinträchtigen. Die Wahrscheinlichkeit, irgendwann einen Rückfall zu erleiden, ist mit ca. 90% aber sehr hoch.

Wie groß ist die Rückfallgefahr bei Auftreten einer manischen oder depressiven Episode im Rahmen einer bipolaren affektiven Störung?

Ein besonders ungünstiger Verlauf findet sich bei einer Untergruppe (5 bis 20%) von bipolaren Patienten mit sog. ***rapid cycling***, d.h. häufigem, mindestens aber viermaligem Auftreten einer affektiven Störung pro Jahr. Die Pathogenese dieses Phänomens ist unklar, doch wird u.a. ein Auslösen durch antidepressive Medikation postuliert. Die Behandlung dieser Verlaufsform ist besonders schwierig, auch wegen ungünstigen sozialen Komplikationen und geringerer Compliance. Medikamentös wird in erster Linie Valproinsäure empfohlen.

Was versteht man unter einem «rapid cycling» Verlauf?

8.4.3 Ursachen der bipolaren affektiven Störung

Auch wenn die Ursachen der bipolaren affektiven Störung bisher nicht vollständig aufgeklärt sind, dürften in der Pathogenese dieser Erkrankung analoge Neurotransmittersysteme eine Rolle spielen wie bei Depressionen. Als auslösende Faktoren sind zum Teil ähnliche Belastungssituationen wie bei Depressionen zu beobachten. Die genetische Disposition ist aber bei Personen mit rezidivierenden depressiven Störungen und Menschen mit bipolaren affektiven Störungen verschieden. Im Unterschied zu (monopolaren) rezidivierenden depressiven Störungen sind bei den bipolaren affektiven Störungen beide Geschlechter etwa gleich häufig betroffen. Neben persönlicher Verletzlichkeit gehen v.a. Zeitumstellung, Schlaflosigkeit und bei Frauen eine Geburt mit erhöhter Rückfallgefährdung einher.

Welche Lebensumstände können die Rückfallgefährdung erhöhen?

8.4.4 Diagnose der bipolaren affektiven Störung

Die Diagnose stützt sich auf das Auftreten von manischen und depressiven Episoden im Längsverlauf. Differentialdiagnostisch sollte eine organische Erkrankung (z.B. Frontalhirnsyndrom) ausgeschlossen werden. Manche Kliniker haben generell den Eindruck, dass bipolare Erkrankungen eine «größere organische Vulnerabilität» aufweisen als reine Depressionen.

8.4.5 Therapie der bipolaren affektiven Störung

Die Akuttherapie richtet sich nach dem Vorliegen eines depressiven oder manischen Zustandes, wobei allerdings die Anwendung von Antidepressiva besonders vorsichtig bzw. unter dem Schutz von Mood-Stabilizern erfolgen soll. Infolge hoher Rückfallhäufigkeit einer unbehandelten bipolaren Erkrankung ist eine Rezidivprophylaxe früher als bei monopolaren Verläufen angezeigt, insbesondere wenn bei ersten Krankheitsepisoden gravierende soziale Komplikationen oder hohe Suizidalität aufgetreten sind. Als Regel gilt: spätestens bei Krankheitsrezidiven innert 3 bis 4 Jahren ist eine Prophylaxe mit Mood-Stabilizern indiziert.

Wann ist eine medikamentöse Langzeitprophylaxe indiziert?

Die **psychotherapeutische Begleitung** von Personen mit bipolaren affektiven Störungen ist ebenso anspruchsvoll wie bedeutsam. Dabei kann das Beobachten eines stabilen Tag-Nacht-Rhythmus› und eines strukturierten Tagesablaufs zur Stabilisierung der Stimmung beitragen. Die Festigung des Selbstwertgefühls und die emotionale Entwicklung der Persönlichkeit können dazu beitragen, mit Enttäuschungen, z.B. bei Rollenverlusten, besser umzugehen.

8.4.6 Andere affektive Störungen

Welche Depressionsformen passen nicht ins diagnostische Schema der depressiven Episoden?

Bei der ***rezidivierenden kurzen depressiven Störung*** (brief recurrent depression) handelt es sich um schwere depressive Einbrüche, die nur wenige Tage dauern, aber sich in kurzen Abständen wiederholen. Anders als die zyklothymen Verstimmungen sind sie so schwer wie depressive Episoden, erfüllen aber nicht deren Zeitkriterium (einer Dauer von mindestens zwei Wochen). Solche kurz dauernden und rezidivierenden depressiven Zustände sind offenbar viel häufiger als bisher angenommen. Neben einer antidepressiven Basistherapie wird die Einstellung auf Carbamazepin empfohlen. Als ***saisonal abhängige Depression*** (SAD) wird eine depressive Verlaufsform bezeichnet, die hauptsächlich rezidivierend in den lichtarmen und kalten Monaten November bis März auftritt und besonders gut auf Lichttherapie anspricht. Neuerdings wird insbesondere in der amerikanischen Psychiatrie

(DSM-IV) eine ***atypische Depression*** beschrieben. Sie ist dadurch charakterisiert, dass

1. die depressive Verstimmung besonders günstig und umgehend auf positive Stimuli wie Zuwendung reagiert (reactivity of mood),
2. eine besonders hohe Verletzlichkeit für Zurückweisungen besteht (rejection sensitivity),
3. in depressiver Verstimmung mehr statt weniger gegessen wird (overeating) und
4. auch mehr statt weniger geschlafen wird (oversleeping).

Besonders günstig scheinen MAO-Hemmer bei dieser vor allem Frauen betreffenden Störung mit frühem Krankheitsbeginn zu wirken.

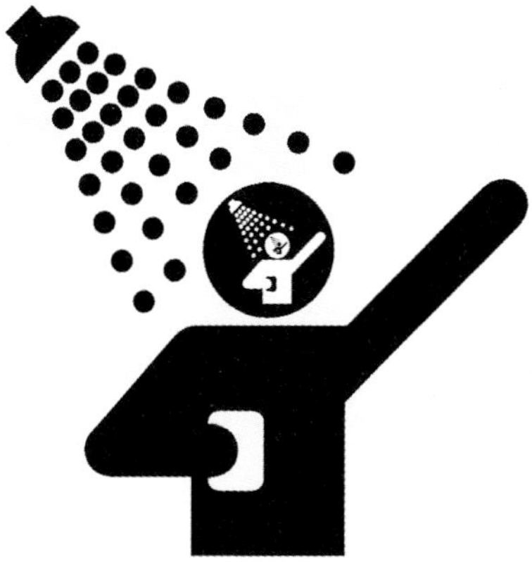

9 Neurotische, Belastungs- und somatoforme Störungen[8]

In diesem Abschnitt werden Störungen behandelt, die früher als «neurotische Störungen», also als konflikthaft bedingt, zusammengefasst wurden. Sie machen einen erheblichen Teil der Problemstellungen in der ärztlichen Allgemeinpraxis aus.

Welche Störungen gelten als «neurotische Störungen»?

9.1 Angststörungen

Angststörungen zählen – abgesehen von substanzinduzierten Störungen – zusammen mit den depressiven Erkrankungen zu den häufigsten psychiatrischen Störungen. Sie haben eine Lebenszeitprävalenz von 20 bis 25%.

Wie hoch ist die Lebenszeitprävalenz von Angststörungen?

Im Grunde handelt es sich bei den sog. Angststörungen um unrealistische Befürchtungen, die einen Menschen leiden lassen und behindern.

Es werden **zwei Grundtypen** der Angststörung beschrieben:

Welches sind die Grundtypen der Angststörungen?

1. situationsspezifische Angststörungen (Phobien)
2. situationsunspezifische Angststörungen (Panikstörung und generalisierte Angststörung)

8 Dieses Kapitel wurde unter Mitwirkung von Prof. Dr. med. U. Schnyder (Psych. Pol. Zürich) geschrieben.

Alle Angststörungen (vgl. dazu **Abb. 3**) teilen die gleiche physiologische Reaktion (Herzrasen, Atemnotgefühl, Schwindel etc.). Die Gedankenebene lässt hingegen die Angststörungen voneinander unterscheiden. Bei den ***Phobien*** wird ein Objekt der Umwelt (z.B. Tiere) oder eine Situation (z.B. Tunnel) in inadäquater Weise gefürchtet. Bei der ***Panikstörung*** richtet sich die Furcht auf die eigene Gestimmtheit der Angst.

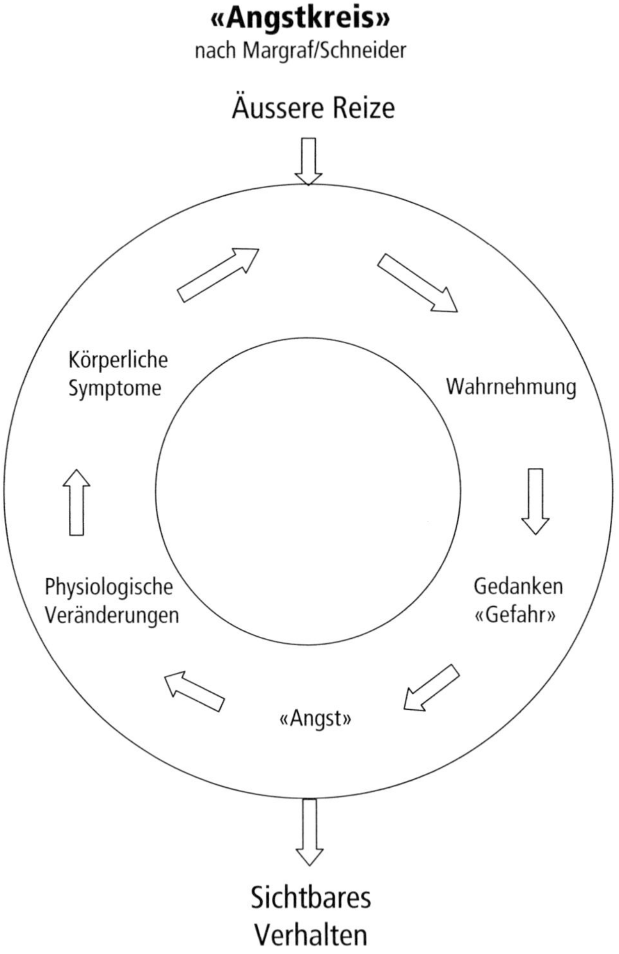

Abbildung 3: Angstkreis

Sie haben «Angst (genauer Furcht) vor der Angst». Im Angstanfall dominiert die Angst vor dem Tod, vor dem «Verrücktwerden» oder vor dem Kontrollverlust. Menschen mit ***generalisierter Angststörung*** leben prinzipiell in einer andauernden Sorge von alltäglichen Problemen und können dies nicht unterdrücken. Die meisten Angststörungen setzen zwischen Kindheit und frühem Erwachsenenalter ein und nehmen in der Mehrzahl der Fälle spontan einen chronisch-fluktuierenden Verlauf. Dabei gehen sie oft mit Depressionen oder – durch ungeeignete Selbstbehandlungsversuche – mit Substanzmissbrauch einher.

In welchem Lebensabschnitt treten Angststörungen vermehrt auf?

9.1.1 Phobien

Phobien sind durch spezifische Auslöser charakterisiert. Werden Tiere gefürchtet und gemieden, spricht man von ***Zoophobie. Klaustrophobie*** ist die Furcht vor dem Aufenthalt in geschlossenen Räumen, ***Akrophobie*** die Furcht vor dem Absturz aus der Höhe.

Besonders wichtig ist die ***Agoraphobie*** (Platzangst), also die Furcht vor und das Vermeiden von Menschenmengen, öffentlichen Plätzen oder alleinigem Reisen. Es handelt sich um Situationen, wo eine Flucht erschwert und gleichzeitig keine Hilfe verfügbar ist. Die Agoraphobie führt im modernen Leben zu besonders ausgeprägten Behinderungen, während eine Spinnen- oder Mäusephobie die Bewältigung moderner Lebensaufgaben kaum beeinträchtigt.

Was versteht man unter Agoraphobie?

Therapeutisch hat sich das Expositionsverfahren der Verhaltenstherapie bewährt.

Die ***soziale Phobie*** ist die Furcht vor und das Vermeiden von sozialen Situationen wie Essen oder Sprechen in der Öffentlichkeit. Es handelt sich um Situationen, in denen die Person scheinbar im Mittelpunkt der Aufmerksamkeit anderer steht. Typische Beschwerden sind Erröten, Übelkeit und Zittern.

Wodurch zeichnet sich die soziale Phobie aus?

Therapeutisch sind neben Expositionsverfahren vor allem die Stärkung des Selbstwertgefühls und der Sozialkompetenz anzustreben. Bei isolierten Aufgaben, die «Lampenfieber» hervorrufen, können auch Betablocker oder Benzodiazepine eingesetzt werden.

9.1.2 Panikstörung

Die Panikstörung ist gekennzeichnet durch wiederholte Panikattacken innerhalb eines Monats. Die einzelne Panikattacke wird charakterisiert durch:

Wodurch sind Panikstörungen charakterisiert?

1. akuten Beginn
2. kurze Dauer (meist Minuten bis ausnahmsweise Stunden)
3. körperbezogene Befürchtungen (Todesangst durch Herzversagen, Ersticken)
4. ausgeprägte körperliche Symptome (wie Tachykardie, Brustschmerz, Schwindel)

Die Panikstörung wird oft von Agoraphobie gefolgt, weil Orte, die panisch besetzt sind, gemieden werden.

Was ist differentialdiagnostisch bei Panikstörungen zu beachten?

Differentialdiagnostisch sind Schilddrüsenerkrankungen, Phäochromozytom, Hypoglykämie, Asthma bronchiale, Epilepsien und/oder Drogenentzugserscheinungen auszuschließen.

Die Panikstörung beginnt in der Regel im frühen Erwachsenenalter. Frauen sind doppelt so häufig betroffen wie Männer. Die Lebenszeitprävalenz liegt bei ca. 3%.

Was ist bei der Therapie von Panikstörungen besonders zu beachten?

Die **Therapie** der einzelnen Panikattacke ist durch deren Spontanremission sehr dankbar. Trotzdem ist die therapeutische Begegnung im Panikanfall von großer Bedeutung. Eine verständnisvolle und sichere Haltung der behandelnden Person kann nicht nur dazu beitragen, dass die Panikattacke schneller abklingt, sondern bildet auch eine Voraussetzung für weitere Behandlungsschritte. Eine Abgabe von Tranquilizern während der Angstattacke ist meist unnötig und führt dazu, die Problematik im Angstzustand und nicht bei den auslösenden Befürchtungen zu sehen. Bei länger anhaltender Angstattacke kann ein Ablenkungsversuch bzw. die Konzentration auf die Bauchatmung hilfreich sein, notfalls auch die Abgabe eines Benzodiazepin-Präparates.

Nach Abklingen der Angstattacke ist unbedingt eine Klärung der Problematik nötig. Nachdem körperliche Krankheiten ausgeschlossen wurden, steht die Eruierung der aktuellen Lebenssituation sowie allfälliger Belastungsfaktoren an. Eine negative Diagnostik im Sinne «es ist nur psychisch» belastet den Panikkranken und verschlechtert seine Prognose. Vielmehr ist die Panikstörung als ernst zu nehmende medizinische Störung dem Patienten zu erläutern und bei Vorliegen einer Panikstörung (mit rezidivierenden Panikattacken) ein Behandlungsvorschlag zu machen.

Das Behinderungspotenzial der Panikstörung liegt in der agoraphoben Tendenz, bestimmte Lebenssituationen zu meiden und kann zur Invalidisierung und zur Unfähigkeit, das eigene Haus zu verlassen, führen. Erst die Erkenntnis des Patienten, dass seine Symptome nicht Folge körperlicher Störungen, sondern Folge körperbezogener Befürchtungen sind, schafft die Voraussetzung zu einer erfolgreichen psychotherapeutischen Behandlung.

Kognitiv verhaltenstherapeutisch kann unter Zuhilfenahme des Angstkreises dem Patienten vermittelt werden, welche spezifische Vorstellungen und Befürchtungen zur Ausbreitung von körperlichen Angstäquivalenten (Schwindel, Tachykardie, Tachypnoe etc.) beitragen. Irrationale Befürchtungen müssen dann durch angemessene Gedanken sukzessiv ersetzt werden.

Welche Medikamente kommen bei Panikstörungen besonders zur Anwendung?

Pharmakologisch werden Antidepressiva (v.a. Imipramim, SSRI und Clomipramin) eingesetzt. Sie sind anfänglich tief zu dosieren und vorsichtig zu steigern, um Angst auslösende Nebenwirkungen, die zum Abbruch der Behandlung führen, zu vermeiden. Da bis zum Wirkungseintritt bei Panikstörungen eine mehrwöchige Latenz zu berücksichtigen ist, ist anfänglich eine Begleitmedikation mit Benzodiazepinen vorzunehmen.

9.2 Zwangsstörungen

Epidemiologie und Verlauf: Zwangsstörungen (engl. obsessive compulsive disorder) werden zunehmend häufig diagnostiziert. Die Lebenszeitprävalenz liegt bei 2%. Erkrankungsbeginn ist meist im Alter zwischen 20 und 25 Jahren (bei allerdings großer Schwankungsbreite).

Wie hoch ist die Lebenszeitprävalenz der Zwangsstörungen?

Zwangsstörungen verlaufen entgegen früheren Annahmen nicht immer chronisch. Insbesondere leichtere Formen klingen ab, wenn Betroffene lernen, mit Zwangssymptomen umzugehen. Schwerere Formen führen nicht selten zur Invalidität. Es besteht eine hohe Komorbidität mit Depressionen, Phobien und Essstörungen.

Klinik und Diagnose: Eine Zwangsstörung setzt sich aus Zwangsgedanken (Obsessionen) und/oder Zwangshandlungen zusammen. ***Zwangsgedanken*** (z.B. die Befürchtung mit einer Krankheit angesteckt zu werden oder Gegenstände zu verlieren, bedrängende sexuelle oder blasphemische Vorstellungen) wiederholen sich in unangenehmer Weise und es gelingt dem Kranken nicht, diese zu unterdrücken.

Welches sind wichtige klinische Elemente der Zwangsstörungen?

Zwangshandlungen (z.B. Waschen, Kontrollieren, Zählen, Beichten) oder Zwangsgedanken müssen an den meisten Tagen wenigstens über zwei Wochen nachweisbar sein.

Zwangsgedanken und Zwangshandlungen stehen in einem engen Zusammenhang. Die Zwangshandlungen können oft als Abwehrmaßnahmen gegen die beunruhigenden Zwangsgedanken aufgefasst werden. (vgl. **Tabelle 16**).

Tabelle 16: Zwangsgedanken und Zwangshandlungen

Zwangsgedanken/Befürchtungen	Zwangshandlungen/Rituale
Furcht vor Ansteckung	Wasch- und Reinigungszwang
Furcht vor Unglück/Diebstahl	Kontrollzwang
Furcht, etwas zu verlieren	Horten, Sammeln
Furcht vor Unordnung/Asymmetrie	Symmetrisches Ordnen
Furcht, Unrecht zu tun	Nachfragen/Beichten

Differentialdiagnostisch sind Zwangsstörungen von Schizophrenien abzugrenzen. Dabei ist zu beachten, dass Zwangsgedanken mehrheitlich als unsinnig beurteilt werden, während Wahnvorstellungen eine innere Überzeugung wiedergeben. Zwangsgedanken werden nicht als fremde Stimmen, sondern als eigene Gedanken wahrgenommen.

Wie werden Zwangsstörungen behandelt?

Therapie: Voraussetzung einer adäquaten Therapie ist das Erkennen der Problematik. Viele Zwangskranke verbergen jedoch aus Scham ihre Zwangsgedanken oder Zwangshandlungen und suchen eher Hilfe wegen Angstzuständen und Depressionen. Dabei ist die Erfolgsaussicht von pharmakologischen und nicht-pharmakologischen Behandlungsansätzen bei Zwangsstörungen nur zum Teil zufrieden stellend.

Das am besten untersuchte Antidepressivum für Zwangskranke ist Clomipramin. Auch SSRI können erfolgreich angewandt werden. Verhaltenstherapeutisch wird das Mittel der Exposition eingesetzt. In kognitiven Therapien wird gelernt, sich von den eigenen Befürchtungen zu distanzieren und den Impulsen zu Zwangshandlungen Widerstand zu leisten.

9.3 Reaktionen auf schwere Belastungen und Anpassungsstörungen

Psychosoziale Belastungen wirken als auslösende bzw. verlaufsbeeinflussende Faktoren verschiedenster psychischer Störungen, z. B. Depressionen. In der Regel treten aber psychische Störungen nur auf, wenn auch spezifische genetische oder biographische Einflüsse vorhanden sind. Im Falle der «Reaktionen auf schwere Belastung und Anpassungsstörungen» führen schwere psychosoziale Belastungen zur Erkrankung, auch ohne dass weitere Faktoren für die Krankheitsentwicklung nötig sind. Zu diesen Störungen gehören:

1. akute Belastungsreaktion

Was versteht man unter PTSD?

2. posttraumatische Belastungsstörung (Posttraumatic Stress Disorder = PTSD)
3. Anpassungsstörung

Die ***akute Belastungsstörung*** und ***posttraumatische Belastungsstörung*** setzen außergewöhnliche psychische oder physische Belastungen (z. B. Vergewaltigung, Überfall, Folter, gravierender Unfall oder Naturkatastrophe) voraus.

Anpassungsstörungen treten auch infolge weniger außergewöhnlichen Belastungen auf, z. B. nach Partnerverlust, Migration, schwerer körperlicher Erkrankung, wenn diese Ereignisse nicht verarbeitet werden können.

9.3.1 Akute Belastungsreaktionen

Wie nennt man heute einen ‹Nervenzusammenbruch›?

Akute Belastungsreaktionen wurden früher als Nervenzusammenbruch oder Nervenschock bezeichnet. Sie treten innerhalb von Minuten nach einem massiv traumatisierenden Erlebnis auf. Es kommt zu einer Art Betäubung mit Bewusstseinseinschränkung, anschließend zu depressiv-ängstlicher Verstimmung mit sozialem Rückzug oder Überaktivität. Die Symptome sind in der Regel rasch rückläufig.

Therapeutisch kann neben unaufdringlicher Anteilnahme in optimistischer Grundhaltung eine kurz dauernde anxiolytische Medikation vom Benzodiazepintyp (vor allem zum Schlafanstoß) hilfreich sein.

9.3.2 Posttraumatische Belastungsstörung

Die posttraumatische Belastungsstörung (PTSD) tritt (evtl. mit einer Verzögerung von Wochen bis mehreren Monaten) auf eine außergewöhnliche Belastung ein.

Welche Symptome kommen bei posttraumatischen Belastungsstörungen vor?

Die Symptome sind:

1. Reexperiencing: Wiederholtes Traumaerleben in sich aufdrängenden Erinnerungen («flashbacks»), Tag- und Nachtträumen.
2. Avoidance: Emotionaler und sozialer Rückzug, Vermeidung von Aktivitäten und Situationen, die Erinnerungen an das Trauma wachrufen können.
3. Arousal: vegetative Übererregbarkeit, Vigilanzsteigerung und Schreckhaftigkeit, Schlafstörungen, Konzentrationsstörungen.

Wie häufig entwickeln Traumaopfer ein PTSD?

Bedingung für die Diagnose eines PTSD ist ein außergewöhnliches Trauma. Etwa 10% der Opfer schwerer Traumata entwickeln ein PTSD. Das höchste PTSD-Risiko findet sich bei Opfern von Vergewaltigung, Folter und kriegerischen Ereignissen.

Die Lebenszeitprävalenz in der Durchschnittsbevölkerung liegt bei 9%, wobei Frauen doppelt so häufig betroffen sind wie Männer. Die Komorbidität mit Depressionen, Angststörungen und Substanzabusus ist hoch.

Eine Hauptproblematik des PTSD liegt darin, dass sich das Traumaereignis in Vorstellungen und Träumen stets wiederholt. Das unvorhersehbare Reexperiencing führt zu einem Konzentrationsverlust und zu Vermeidungsverhalten und kann zu Drogen- und Alkoholkonsum sowie zu emotionalem Rückzug von Freunden beitragen.

Pathophysiologisch reagieren PTSD-Patienten mit vermehrtem Arousal auf traumabezogene Töne, Bilder und Gedanken. PTSD-Patienten haben auch eine erniedrigte Reizschwelle und eine verringerte Habituation bezüglich neutraler Reize, so dass sie sensorische Stimuli schlechter zu diskriminieren vermögen und auch harmlose Reize tendenziell für gefährlich halten.

Sind die Cortisolwerte bei PTSD-Patienten erniedrigt oder erhöht?

Im Gegensatz zu depressiven Episoden sind die Cortisolwerte bei PTSD vielfach erniedrigt. (Dies wird mit einer Herabregulation der Hypothalamus-Hypophyse-Nebennierenachse als Folge von lang anhaltendem Distress und entsprechender Erschöpfung erklärt.)

Die pathogenetisch bedeutsame Beobachtung, dass PTSD-Patienten das erlebte Trauma nicht in die Lebensgeschichte integrieren können, sondern es immer wieder aufs Neue als isoliertes sensomotorisches und emotionales Ereignis erfahren, könnte mit einer Beeinträchtigung des Hippocampus zusammenhängen. (Mit bildgebenden Verfahren wurde bei ca. 25% von PTSD-Patienten eine Reduktion des Hippocampusvolumens festgestellt.) Die im MRI (bei traumarelevanter Stimulation) verminderte Aktivierung des Sprachzentrums und die vermehrte Aktivierung der Amygdala passt zum klinischen Befund, dass PTSD-Patienten ihre Erlebnisse nur mit Mühe verbalisieren können, wenn sie emotional erregt sind.

Therapeutisch benötigen PTSD-Patienten Erfahrungen, die ihrer emotionalen Hilflosigkeit entgegenwirken. Dazu gehört unmittelbar nach dem Trauma ein möglichst rascher Kontakt mit vertrauten Menschen, die ihnen Sicherheit geben.

Was versteht man unter «Angstmanagement»?

PTSD wird in erster Linie psychotherapeutisch behandelt. Am wirksamsten sind kognitiv-verhaltensorientierte Ansätze, insbesondere Expositionstechniken. Voraussetzung hierfür ist allerdings eine tragfähige therapeutische Beziehung. Zum therapeutischen «Angstmanagement» können Entspannungsübungen, Atemkontrolle, Rollenspiel sowie kognitiv verhaltenstherapeutische Techniken des Gedankenstoppens und der kognitiven Restrukturierung gehören.

Medikamentös können SSRI zur emotionalen Distanzierung und zur Symptomreduktion beitragen.

9.3.3 Anpassungsstörung

Wann können Anpassungsstörungen auftreten?

Bei Verlust enger Bezugspersonen, bei gravierenden sozialen Veränderungen (z.B. Emigration, Flucht) oder bei großen familiären bzw. beruflichen Schwierigkeiten können innerhalb eines Monats Anpassungsstörungen mit folgenden affektiven Symptomen und/oder sozialen Beeinträchtigungen entstehen:

Wie äußern sich Anpassungsstörungen?

1. depressive Stimmung
2. Angst
3. Besorgnis
4. Inkompetenzgefühl
5. eingeschränkte soziale Bewältigungsfähigkeit

Dabei darf die Symptomatik nicht so ausgeprägt sein, dass die Kriterien einer spezifischeren Störung (z.B. depressive Episode oder Angststörung) erfüllt sind.

Die Anpassungsstörungen gehören bei ambulanten und stationären Patienten zu den häufigsten psychiatrischen Diagnosen. Die Prognose ist günstig, wenn auch nicht selten Übergänge in Depressionen und Substanzabusus vorkommen.

Sind Anpassungsstörungen häufig?

Therapeutisch kann in klärenden Gesprächen zur allfälligen Lösung der belastenden Situation beigetragen werden. Bei Unveränderbarkeit sind Bewältigungsstrategien zu fördern.

Wie können Anpassungsstörungen behandelt werden?

Kurzzeitige (aber nicht länger dauernde) Erholungs- und Entspannungsmaßnahmen können hilfreich sein, ebenso vorübergehende Behandlungen von Schlafstörung oder depressiven Stimmungen (z.B. mit sedierenden Antidepressiva).

9.3.4 Andauernde Persönlichkeitsänderung nach Extrembelastung

Bei lang andauernden extremen Belastungen kann es zu einer tief greifenden Veränderung der Persönlichkeitsstruktur kommen, mit permanenter Todesfurcht, existenzieller Selbstentwertung und tiefem Misstrauen gegenüber der Umgebung. Bei KZ-Opfern ist auch eine «Überlebensschuld» beobachtet worden.

9.4 Dissoziative Störungen

Gemäß C. Scharfetter bedeutet Dissoziation Trennung von Zusammengehörigem, aber nicht unbedingt Zerstörung.

Hauptmerkmale der dissoziativen Störungen sind bei Trennung von Selbst- und Körpererleben somatische Symptome (Lähmungen, Krampfanfälle, Sensibilitätsausfälle auf der Haut oder Sehstörungen), die keine bekannte Krankheit als Ursache haben. Bei Trennung von Selbst- und Zeiterleben können wichtige persönliche Ereignisse nicht mehr erinnert werden ***(psychogene Amnesie, Fugue).*** Betrifft die Dissoziation die eigene Identität, resultieren ***Depersonalisationssyndrome*** oder die ***multiple Persönlichkeitsstörung.***

Welches sind die Hauptmerkmale der dissoziativen Störungen?

Psychoanalytisch wurden einzelne Dissoziationsvorgänge als Konversion verstanden, d.h. als Konvertierung innerer seelischer Konflikte in ein symbolisch zu verstehendes Körpersymptom.

Die Häufigkeit von dissoziativen Störungen ist stark von kulturellen Faktoren abhängig. So nehmen heutzutage diese Störungen tendenziell zu, was mit erschwerter Identitätsbildung in der Kindheit durch destabilisierte Familien- und Sozialbeziehungen sowie durch traumatisch

Wie hoch ist die Lebenszeitprävalenz von dissoziativen Störungen?

erlebte Verlustsituationen erklärt werden könnte. Die Lebenszeitprävalenz wird zwischen 5 und 20% geschätzt.

Was ist differentialdiagnostisch bei dissoziativen Störungen auszuschließen?

Differentialdiagnostisch ist praktisch jede körperliche Erkrankung auszuschließen. Dabei lautet die Devise: Gründlich, aber nicht immer wieder aufs Neue abklären, weil mit jeder neuen Untersuchung die Somatisierungstendenz der Kranken unterstützt wird. Eine ausschließlich negative Diagnose («alles ist körperlich i.O.») hilft den Betroffenen im Übrigen nicht weiter. Die positive Diagnosestellung einer «dissoziativen Störung» wird durch den engen zeitlichen Zusammenhang der Störung mit Belastungen und Problemen erleichtert.

Die Abgrenzung von neurologischen Störungen wird klinisch dadurch erleichtert, dass auch die morphologisch nicht erklärbaren Sensibilitätsausfälle beachtet werden.

Therapeutisch stehen psychotherapeutische Verfahren, insbesondere psychoanalytisch orientierte und kognitiv verhaltenstherapeutische, im Vordergrund. Generell gilt: Den an Körpersymptomen leidenden Patienten darf nicht vermittelt werden, dass die Symptomatik vom Therapeuten als «eingebildet» betrachtet wird. Vielmehr ist der Zusammenhang zwischen psychosozialen Belastungen und Körpersymptomen im Sinne einer positiven Diagnostik herauszuarbeiten.

9.5 Somatoforme Störungen

Was versteht man unter funktionellen Störungen?

Somatoforme Störungen, auch funktionelle Störungen genannt, sind ebenfalls durch körperliche Symptome charakterisiert, die keine ausreichenden organischen Ursachen haben. Im Gegensatz zur dissoziativen Störung treten die Symptome nicht akut und «voller Symbolik» auf, sondern sind meist anhaltend und undramatisch. Auch drücken sich die somatoformen Störungen hauptsächlich durch autonome vegetative Übererregtheit oder in hypochondrischen Leidensformen aus.

Welches sind die wichtigsten somatoformen Störungen?

Die wichtigsten Formen sind:

1. Somatisierungsstörung
2. hypochondrische Störung
3. somatoforme autonome Funktionsstörung
4. somatoforme Schmerzstörung

Was versteht man unter Somatisierungsstörungen?

Die ***Somatisierungsstörung*** zeichnet sich durch multiple körperliche Symptome aus, die mindestens über zwei Jahre anhalten. Trotz negativer somatischer Befunde halten die Betroffenen an der körperlichen Ursache der Störung fest.

Die ***hypochondrische Störung*** geht mit der anhaltenden angstvollen Überzeugung einher, körperlich krank zu sein, obwohl sich keine somatische Erkrankung finden lässt. Der Name «Hypochondrium» verweist darauf, dass meist innere Organe betroffen sind.

Was versteht man unter einer hypochondrischen Störung?

Die ***somatoforme autonome Funktionsstörung*** ist durch anhaltende vegetative Symptome charakterisiert, z. B. Herzklopfen, Schweißausbrüche oder Brustschmerzen, Dyspnoe oder Durchfall, Flatulenz oder Pollakisurie, Dysurie, wobei keine Hinweise für eine organische Erkrankung bestehen.

Was ist eine somatoforme autonome Funktionsstörung?

Die ***anhaltende somatoforme Schmerzstörung*** ist durch nicht erklärbare quälende Schmerzen im Kopf, Rücken etc. definiert. Die Schmerzen können durch eine körperliche Störung nicht oder nicht hinreichend erklärt werden und werden durch emotionale Konflikte oder psychosoziale Belastungen ausgelöst und verstärkt.

Was versteht man unter einer anhaltenden somatoformen Schmerzstörung?

Einen Hinweis auf das Vorliegen einer der verschiedenen somatoformen Störungen geben folgende unspezifische Zeichen:

Was gibt es für unspezifische Zeichen für das Vorliegen einer somatoformen Störung?

1. Beschwerden in unterschiedlichen Organsystemen mit erheblicher Diskrepanz zwischen objektiven Befunden und subjektiven Symptomen
2. dicke Krankenakten (big chart)
3. häufiger Arztwechsel (doctor shopping).

Häufig besteht eine Komorbidität mit depressiven Störungen. Cave: Auch zusätzliche organische Erkrankungen, die das Somatisierungsbild nicht erklären, können vorkommen!

Pathogenetisch tendieren Personen mit somatoformen Störungen dazu, Probleme körperorientiert wahrzunehmen und existentielle Ängste mit Körperfunktionsstörungen zu identifizieren. Unterstützend wirkt eine überdurchschnittliche Selbstwahrnehmung körpereigener Phänomene bei gleichzeitig katastrophierender Interpretation körperlicher Signale.

Therapie der somatoformen Störungen: Therapeutisch ist die Infragestellung der Beschwerden in jedem Fall zu vermeiden. Patienten mit somatoformen Störungen leiden genauso wie Patienten mit körperlichen Erkrankungen an ihren Symptomen. Das therapeutische Schwergewicht liegt auf der Symptomlinderung und der Verbesserung der Lebensqualität, wobei zu hohe Therapieziele (incl. Heilungsversprechen) den Behandlungserfolg eher schmälern.

Welches sind die Therapieziele bei somatoformen Störungen?

Bei spannungsbedingten Symptomen können Entspannungsübungen Erleichterung bringen. Mit gezielter Psychotherapie können die kognitiven Schemata bearbeitet oder frühere traumatische Situationen bzw. Verluste als auslösende Faktoren verstanden werden.

Eine medikamentöse Behandlung v.a. mit Tranquilizern soll wenn immer möglich vermieden werden. Alle nicht eindeutig indizierten Therapien und Abklärungen sind zu unterlassen.

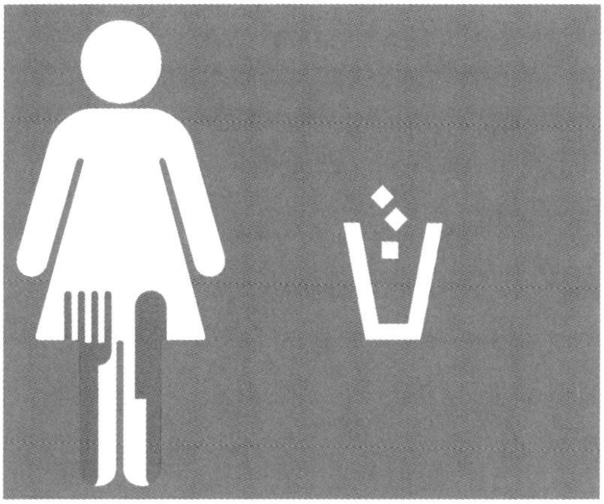

10 Störungen im psychobiologischen Bereich (v.a. Ess-, Schlaf- und sexuelle Störungen)[9]

Die WHO fasst diese unterschiedlichen Störungen als «Verhaltensauffälligkeiten in Verbindung mit körperlichen Störungen und Faktoren» (F 5) zusammen. Bei diesen Störungen sind basale psychobiologische Funktionen wie Nahrungsaufnahme, Schlaf und Sexualität betroffen, ohne dass eine organische Ursache bekannt ist. Sie sind deshalb früher auch als «psychosomatische Erkrankungen» bezeichnet worden.

Essstörungen (v.a. Anorexie und Bulimie), Schlafstörungen (v.a. Insomnie) und sexuelle Funktionsstörungen (v.a. Erektions- und Orgasmusstörungen) haben im westlichen Kulturkreis in den letzten Jahrzehnten enorm an Bedeutung gewonnen. So haben nicht nur in den USA Essstörungen ein epidemisches Ausmaß angenommen.

10.1 Essstörungen

Bei der ***Anorexia nervosa*** (Magersucht) wird der Gewichtsverlust durch extreme Diät und Hyperaktivität, zudem häufig durch Erbrechen und Abführen sowie mittels Appetitzügler und Diuretika herbeigeführt.

Was ist der Unterschied zwischen einer Anorexia nervosa und einer Bulimia nervosa?

9 Dieses Kapitel wurde unter Mitwirkung von Prof. Dr. med. U. Schnyder (Psych. Pol. Zürich) geschrieben.

Bei der ***Bulimia nervosa*** (Ess-Brech-Sucht) kommt es zu Heißhungerattacken, die meist von selbst induziertem Erbrechen, zeitweiligem Hungern oder andern Gewicht reduzierenden Maßnahmen (Laxantien- und Appetitzüglerkonsum) gefolgt sind.

10.1.1 Anorexia nervosa

Welche Symptome gilt es bei der Diagnose einer Anorexia nervosa zu beachten?
Ab welchem BMI spricht man von einer Anorexie?

Die Diagnose einer Anorexie beruht auf folgenden Symptomen:

1. aktuelles Körpergewicht mindestens 15% unter dem Normalgewicht oder Body-Maß-Index (kg/m^2) von 17,5 oder weniger
2. Der Gewichtsverlust ist selbst herbeigeführt worden durch diätetische Maßnahmen sowie durch eine oder mehrere der folgenden Möglichkeiten:
   a) selbst induziertes Abführen
   b) übertriebene körperliche Aktivitäten
   c) Gebrauch von Appetitzüglern und/oder Diuretika
   d) Körperschemastörung (d.h. Störung in der Wahrnehmung der eigenen Figur und des Körpergewichts)
3. Endokrine Störung auf der Hypothalamus-Hypophysen-Achse. Sie manifestiert sich bei Frauen als Amenorrhoe und bei Männern als Libido- und Potenzverlust

Tritt die Erkrankung vor der Pubertät auf, sind die pubertären Entwicklungsschritte verzögert oder gehemmt.

Differenzialdiagnostisch ist ein anders begründeter Gewichtsverlust auszuschließen, z.B. bei konsumierenden somatischen Erkrankungen (wie Tumoren, Hyperthyreose) oder bei affektiven Störungen (v.a. Depressionen) bzw. bei schizophrenen Psychosen.

Epidemiologie und Verlauf: Frauen sind 8- bis 10-mal häufiger betroffen als Männer. Bei enger Diagnosestellung beträgt die Lebenszeitprävalenz 0,5%, bei weiter Diagnosestellung ist sie etwas höher. Der Krankheitsbeginn liegt meist vor dem 20. Lebensjahr oder im jungen Erwachsenenalter.

Welche Prognose kann bei einer Anorexie gestellt werden?

Der Krankheitsverlauf ist mittelfristig (über 5 J.) bei über einem Drittel, längerfristig (über 10–15 J.) bei über zwei Drittel günstig, d.h. es findet sich eine Remission von Amenorrhoe und Untergewichtigkeit. Allerdings beschäftigen sich die meisten Betroffenen trotz günstigem Verlauf weiter mit ihrem Essverhalten. Manche leiden zudem weiterhin an dysthymen Verstimmungen, Phobien, Zwängen, Depressionen, Angst oder Substanzabusus. Bei einem Viertel ist die Prognose ausgesprochen ungünstig. 5% sterben nach 5 J., 15 bis 20% nach 20 bis 30-jährigem Verlauf.

Therapie: Die Therapie erfordert ein gestuftes Vorgehen. Sinkt das Körpergewicht unter einen BMI von 18 des Normalgewichts und finden sich schwere körperliche Komplikationen (z.B. Exsikkose, Elektrolytverschiebungen) ist eine stationäre Akutbehandlung zur schrittweisen Anhebung des Körpergewichts nötig, eventuell mittels einer Magensonde (cave: Flüssigkeitsretention, kardiale Arrhythmien, Hypophosphatämie bei zu großer und schneller Nahrungszufuhr).

Parallel zu der Gewichtszunahme und der Rehabilitation des Essverhaltens stehen psycho- und soziotherapeutische Hilfestellungen im Vordergrund. Mittel- und langfristiges Ziel ist es, einen alternativen Umgang mit Lebensschwierigkeiten zu finden, und damit das anorektische Verhalten zu minimieren. Neben Einzelpsychotherapien sind auch Familiensitzungen angezeigt (z.B. systemische Familientherapien). Der Einsatz von Psychopharmaka spielt eine untergeordnete Rolle, doch können Antidepressiva eine depressive Symptomatik günstig beeinflussen.

Welche Rolle spielen Psychopharmaka in der Behandlung der Anorexie?

10.1.2 Bulimia nervosa

Bulimiekranke schlingen anfallsartig riesige Nahrungsmengen (z.B. Schokolade oder Wurstwaren) hinunter. Um das Gewicht zu halten, erbrechen sie das Gegessene sofort wieder (durch manuelles Auslösen des Würgereflexes). Trotz einigermaßen normalem Körpergewicht weisen sie u.U. gastrointestinale Störungen oder Elektrolytverschiebungen auf. Tritt Bulimie ohne Erbrechen (als sog. non-purging-Typ) auf, sind davon Betroffene übergewichtig.

Bulimien sind epidemiolgisch noch häufiger als Anorexien. Die Lebenszeitprävalenz liegt in westlichen Industriestaaten zwischen 1 und 4%. In Familien von Bulimiekranken finden sich höhere Raten von Substanzabhängigkeit (v.a. Alkoholismus), von Affektstörungen und Obesitas. Bulimiekranke können Schwierigkeiten mit ihrer Impulskontrolle und mit ihrer emotionalen Regulation haben. Sehr viele sind zugleich auch depressiv oder leiden an Zwangsstörungen oder Persönlichkeitsstörungen.

Welche Komorbiditäten kommen bei der Bulimie besonders häufig vor?

Die Therapieprinzipien sind mit den bei der Anorexie aufgeführten Richtlinien vergleichbar, wenn auch vitale Gefährdungen wegen Gewichtsproblemen seltener, hingegen suizidale Krisen häufiger sind.

10.2 Schlafstörungen

Über ein Drittel der Bevölkerung berichtet laut epidemiologischen Studien von Schlafstörungen, wobei ca. 13% schwerere und oft lang anhaltende Schlafschwierigkeiten angeben. Im Alter nehmen Schlafstörungen noch zu.

Es besteht eine hohe Komorbidität von Schlafstörungen mit primären psychischen Störungen wie Depression, Angststörung, Substanzabhängigkeit, Schizophrenie und Demenz, sowie mit körperlichen Erkrankungen. Die Schlafstörungen sind dann im Rahmen dieser zugrunde liegenden Störungen zu verstehen und zu behandeln.

Primäre Schlafstörungen, die auf keine anderen psychischen oder somatischen Störungen zurückzuführen sind, werden häufig durch Belastungssituationen ausgelöst und durch maladaptive Verhaltensweisen aufrecht erhalten, z.B. durch zu hohe Erwartungen an den Schlaf durch übertriebene Befürchtungen bezüglich Schlaflosigkeitsfolgen, durch unphysiologische Schlafgewohnheiten oder Medikamentenkonsum.

Welches sind die fünf P der Schlafstörungen?

Ursachen für Schlafstörungen können unter fünf P gefasst werden:

1. physisch
2. physiologisch
3. psychologisch
4. psychiatrisch
5. pharmakologisch

Was versteht man unter einer Insomnie?

Zur Diagnose einer ***Insomnie*** wird vorausgesetzt, dass die Schlafstörung (als Ein- oder Durchschlafstörung oder als schlechte Schlafqualität) mindestens einen Monat lang mehrmals wöchentlich auftritt und subjektiv als Beeinträchtigung erlebt wird.

Was versteht man unter Hypersomnie?

Zur Diagnose einer wesentlich selteneren ***Hypersomnie*** müssen eine übermäßige Schlafneigung bzw. Schlafanfälle tagsüber vorliegen, was nicht durch inadäquate Nachtschlafdauer bedingt sein darf.

Was ist eine Parasomnie?

Unter dem Begriff ***Parasomnie*** werden spezielle Schlafauffälligkeiten, wie z.B. Schlafwandel, Pavor nocturnus (Episoden äußerster Furcht) und Alpträume zusammengefasst.

Wie wird eine Schlafstörung diagnostiziert?

Die Diagnose einer Schlafstörung ist meist aufgrund eines detaillierten Interviews mit gezielten Fragen nach den Schlafgewohnheiten möglich. Neu aufgetretene Schlafschwierigkeiten lassen sich meist auf eine primäre psychische Störung, z.B. Depression, oder eine akute Belastungssituation zurückführen. Länger bestehende Schlafstörungen lassen sich in der Regel durch eine exakte Protokollierung der Schlafgewohnheiten mittels eines sog. Schlaftagebuchs (über mindestens zwei Wochen vom Betroffenen geführt) klären. Polygraphische Abklärungen im Schlaflabor sind nur selten indiziert, aber immer dann, wenn Verdacht auf ein ***Restless-legs-Syndrom,*** ein Schlaf-Apnoe-Syndrom oder eine Störung des Schlaf-Wachrhythmus besteht.

Therapeutisch ist bei sekundären Schlafstörungen die zugrunde liegende psychische oder somatische Krankheit zu behandeln. Bei Depression kann die Schlafstörung mittels sedierender Antidepressiva (Mianserin, Trimipramin, Mirtazapin) – vor dem Einschlafen eingenommen – behandelt werden.

Wie ist die Therapie bei primären, wie bei sekundären Schlafstörungen?

Bei primären Insomnien gilt es möglichst den Teufelskreis zwischen eingetretener Schlafschwierigkeit und übertriebenen Befürchtungen bezüglich Schlafmangel zu durchbrechen, sowie unphysiologische Lebensrhythmen (sportliche Aktivitäten oder coffeinhaltige Getränke vor dem ins Bett gehen) abzubauen.

Schlaffördernd wirkt: Tagsüber nicht schlafen, sportliche Betätigungen frühzeitig am Tag, feste Aufsteh- und zu Bettgehzeiten, entspannende Beschäftigungen am Abend, angenehme Schlafbedingungen ohne äußere Störquellen, Entspannungsübungen. Besonders hilfreich ist die Regel, morgens zur gewohnten Zeit aufzustehen, auch wenn der vorausgegangene Nachtschlaf schlecht war.

Welche Faktoren wirken schlaffördernd?

Alkoholkonsum kann zwar das Einschlafen erleichtern, führt aber öfters zu unruhigem Schlaf und über ein Rebound-Phänomen zu frühmorgendlichem Erwachen.

Der Einsatz von Schlafmedikamenten ist vorsichtig und zurückhaltend abzuwägen. Evtl. genügt ein pflanzliches Präparat (Baldrian, Hopfen).

Benzodiazepine (BD) verändern die Schlafarchitektur und vermitteln eher den Eindruck, besser geschlafen zu haben, als dass sie die Schlafqualität nachhaltig verbessern. Weil die Gefahr der Abhängigkeit besteht, sollten BD wenn überhaupt nur vorübergehend (für einige Nächte, höchstens 1 bis 2 Wochen) verordnet werden. Allerdings behandeln viele Menschen ihre chronischen Schlafstörungen über viele Monate und Jahre mit BD, ohne unangenehme Nebenwirkungen zu erleiden und ohne die Dosis suchtartig zu steigern. Wenn immer ein Absetzversuch von BD gemacht wird, sollte er nicht abrupt, sondern ausschleichend erfolgen. Neuere Hypnotika wie Zopiclon oder Zolpiden gelten als gut verträglich.

Wie lange dürfen Schlafstörungen mit Benzodiazepinen behandelt werden?

Neuroleptika sollten nur bei Schlafstörungen im Rahmen psychischer Störungen, v.a. bei Psychosen und Substanzabhängigkeiten, Anwendung finden.

10.3 Sexuelle Störungen

Gerade das Gebiet der Sexualität zeigt, wie enorm vielfältig die Menschen sind. Konstitutionelle, kulturelle und biographische Einflüsse machen eine Abgrenzung zwischen gestörtem und ungestörtem Sexualverhalten schwierig. Wurde früher ein von der Durchschnittsnorm abweichendes Verhalten (z.B. Homosexualität) als gestört eingeschätzt, gilt heute der «Leidensdruck» als Hauptkriterium für eine sexuelle Störung. Sexuelle Funktionsstörungen werden als Zustände definiert, die eine gewünschte sexuelle Aktivität behindern oder deren Qualität

Welches ist das Hauptkriterium von sexuellen Störungen?

beeinträchtigen. Während bei Frauen die Qualität des sexuellen Erlebens mehrheitlich im Vordergrund steht, leiden Männer vordergründig häufiger an der Behinderung ihrer organischen Leistungsfähigkeit, z.B. an der Erektionsfähigkeit oder an vorzeitiger Ejakulation.

Sexuelle Störungen sind weit verbreitet. Mindestens 15% der Patientinnen und Patienten, die den Hausarzt aufsuchen, leiden unter sexuellen Störungen, meist ohne dass sie es spontan mitteilen.

Welches sind sexuelle Funktionsstörungen?

Sexuelle Funktionsstörungen: Im Einzelnen werden folgende sexuelle Funktionsstörungen unterschieden:

1. Störung der sexuellen Appetenz (Interesseverlust)
2. sexuelle Aversion und mangelnde sexuelle Befriedigung
3. Versagen genitaler Reaktionen (ausbleibende Erektion bzw. vaginale Lubrikation)
4. Orgasmusstörung (fehlender oder verspäteter Höhepunkt)
5. Ejaculatio praecox (Samenerguss vor oder unmittelbar nach Eindringen des Penis in die Scheide)
6. Vaginismus (Spasmus der perivaginalen Muskulatur)
7. Dyspareunie (Schmerzen beim Geschlechtsverkehr)
8. gesteigertes sexuelles Verlangen

Die Diagnostik sexueller Störungen macht die Erhebung einer ausführlichen Sexualanamnese sowie die Analyse der Partnerbeziehung nötig. Eine Vielzahl anderer psychischer Störungen (z.B. Depression) und eine Vielzahl organischer Ursachen ist zu berücksichtigen bzw. auszuschließen.

Bei welchen Psychopharmaka sind sexuelle Nebenwirkungen besonders häufig?

Es ist auch an die hohe Rate sexueller Nebenwirkungen von serotonerg wirksamen Antidepressiva und vieler weiterer Medikamente zu denken.

Die Therapie von sexuellen Funktionsstörungen umfasst oft die Paarbeziehung, in der die Störung auftritt. Im Vordergrund stehen verhaltenstherapeutische und kognitive Methoden, z.B. Anleitungen zur Verzögerung der Ejakulation. Da bei Erektionsstörungen die Befürchtung, sexuell auf Dauer zu versagen, die Störung verstärken kann, hilft manchmal eine sexuelle Pause. Öfters ist aber der Selbstverstärkungsmechanismus der Versagungsangst nur mit längeren kognitiven Therapien zu durchbrechen.

Neuerdings werden auch medikamentöse Behandlungen mit Sildenafil (Viagra®) und seltener die Schwellkörperautoinjektion zur Therapie von Erektionsstörungen angewandt.

Was versteht man unter Paraphilien?

Störungen der sexuellen Präferenz: Neben sexuellen Funktionsstörungen können auch Störungen der sexuellen Präferenz, sog. ***Paraphilien,***

vorkommen. Sie wurden früher als sexuelle Perversionen bezeichnet. In diesen Fällen ist die sexuelle Befriedigung an außergewöhnliche Bedingungen geknüpft.

Im ***Fetischismus*** wird der Gebrauch unbelebter Objekte als Stimuli für die sexuelle Erregung gebraucht. Im ***Exhibitionismus*** werden die Genitalien öffentlich fremden Leuten gezeigt. Im ***Voyeurismus*** wird die Beobachtung von Intimitäten anderer Leute zur eigenen sexuellen Stimulation benutzt. ***Pädophilie*** ist die sexuelle Präferenz für Kinder.

Unter allen Paraphilien ist der ***Sado-Masochismus*** am meisten verbreitet. Das Zufügen (Sadismus) oder das Erleiden (Masochismus) von Schmerzen oder Erniedrigung wird dabei zur sexuellen Stimulation gebraucht.

Alle Paraphilien sind relativ schwierig zu behandeln. Sie haben zum Teil strafrechtliche Konsequenzen.

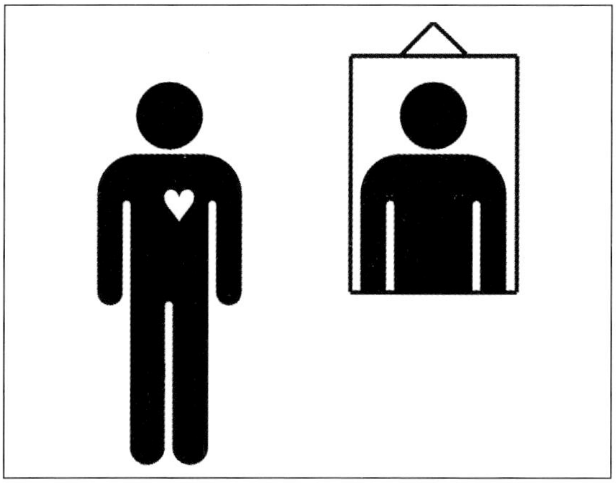

11 Persönlichkeitsstörungen[10]

11.1 Allgemeines

Definition der Persönlichkeit:

Was versteht man in der Psychologie unter Persönlichkeit?

Persönlichkeit und Persönlichkeitseigenschaften eines Menschen sind Ausdruck der für ihn charakteristischen Erlebnisart, Verhaltensweisen und Interaktionsmuster, mit denen er gesellschaftlich-kulturellen Anforderungen und Erwartungen zu entsprechen und seine zwischenmenschlichen Beziehungen auf der Suche nach einer persönlichen Identität mit Sinn zu füllen sucht. Man könnte Persönlichkeit kurz als Gesamtheit des Erlebens und Verhaltens eines Menschen definieren.

Was ist problematisch am Gebrauch des Begriffes «Psychopathie»?

Der Begriff Persönlichkeitsstörung kommt aus der Psychiatrie und ist aufgrund klinischer Beobachtung und nicht aufgrund wissenschaftlicher Studien entstanden. Früher wurden Persönlichkeitsstörungen als Psychopathien bezeichnet. Der Begriff «Psychopathie» wurde vielerorts mit jener der Soziopathie gleichgesetzt und hat eine negative Konnotation. Heute wird versucht, wertende und diskriminierende Begriffe wie Psychopathie zu vermeiden. Interessanterweise ist der Begriff ‹Psychopathie› in den USA innerhalb der forensischen Psychiatrie zurzeit wieder im Gebrauch.

10 Dieses Kapitel wurde unter Mitwirkung von Prof. Dr. med. J. Modestin (PUK Zürich) geschrieben.

Was ist der Unterschied zwischen dem kategorialen und prototypenorientierten nosologischen System?

Was versteht man unter einem dimensionalen Krankheitsverständnis?

Mit der Einführung des ICD-10 wurde es für die empirische Persönlichkeitsforschung interessanter, sich mit den Persönlichkeitsstörungen auseinanderzusetzen. Bis zum ICD-9 wurde noch davon ausgegangen, dass es von einander abgrenzbare und nicht überschneidbare Krankheitskategorien gibt. Dieses Modell stammt letztlich aus der somatischen Medizin, wo zumindest im vereinfachten Modell ein Virus allein als der Auslöser einer Krankheit verstanden wird. Das ICD-10 verabschiedete sich von diesem Modell und geht, genau wie das DSM-IV, von einem prototypischen, eher dimensionalen Verständnis von Persönlichkeitsstörungen aus. Das bedeutet, dass es einen theoretisch formulierten Prototypen gibt, der die Krankheit am besten repräsentiert und ein Individuum mit diesem verglichen wird. Das Modell kennt keine pathognomonischen Symptome und es ist deshalb – im Gegensatz zur ICD-9 – möglich, zwei und mehr Diagnosen zu stellen. Dieser Umstand ist bei der Diagnose von Persönlichkeitsstörungen besonders zu berücksichtigen, weil Komorbiditäten bei Persönlichkeitsstörungen sehr häufig sind. Nur in seltenen Fällen kann eine einzige spezifische Persönlichkeitsstörung diagnostiziert werden, wobei darauf hingewiesen werden muss, dass in der psychiatrischen Praxis teilweise der Einfachheit halber nur die vordergründigste Diagnose aufgeführt wird.

Was ist bei der Diagnose der Persönlichkeitsstörungen besonders zu beachten?

Was ist der Unterschied zwischen Persönlichkeitsänderung und prämorbider Persönlichkeit?

Die Persönlichkeitsstörung muss ferner von der Persönlichkeitsänderung und der prämorbiden Persönlichkeit abgegrenzt werden. Eine Persönlichkeitsänderung liegt dann vor, wenn eine Person nach extremen Belastungen ihr Verhalten und Erleben dauerhaft verändert. Prämorbide Persönlichkeitsmerkmale sind spezifische Eigenschaften, die mit einer späteren Krankheit in Beziehung stehen. So sind Menschen, die dem ‹typus melancholicus› entsprechen, eher angepasste, Ordnung liebende, womöglich etwas zurückgezogen lebende Menschen und mit sich selber strenge Personen. Es wird angenommen, dass solche eher an einer Depression erkranken. Hier gilt es zu berücksichtigen, dass der Begriff prämorbide Persönlichkeit oft falsch benützt wird. So wird häufig post hoc ganz allgemein die Persönlichkeit vor der Erkrankung als prämorbide Persönlichkeit bezeichnet. Dieser weite Begriff der prämorbiden Persönlichkeit wird dem Konstrukt nicht gerecht.

Das dimensionale System impliziert, dass es immer Individuen gibt, die an den Extremen dieser Skalen liegen. Wie eingangs erwähnt, bedeutet dies keineswegs, dass diese Menschen deswegen krank sind oder behandelt werden müssen. Sonderbare Menschen gehören zu einer Gesellschaft und bereichern diese oft durch ihre Exzentrik. Eine Persönlichkeitsstörung sollte auf keinen Fall diagnostiziert werden, nur weil ein Mensch sehr sonderbar ist oder eigenartige Interessen und Vorlieben hat. P. Fiedler (2001) schlug drei Kriterien vor, die bei der Diagnosestellung einer Persönlichkeitsstörung überprüft werden sollten:

Welche Kriterien müssen bei der Diagnose einer Persönlichkeitsstörung besonders berücksichtigt werden?

1. Leidet eine Person an ihrer Persönlichkeit?
2. Beinhaltet die Akzentuierung des Persönlichkeitsstils das Risiko der Exazerbation einer anderen psychischen Störung?

3. Kommt eine Person aufgrund ihres Persönlichkeitsstils mit Ethik und Recht in Konflikt?

Wenn keine dieser Fragen bejaht werden kann, so sollte auf die Diagnose einer Persönlichkeitsstörung verzichtet werden. Diese Fragen sind nicht immer leicht zu beantworten. So ist man schnell geneigt, z.B. bei Verbrechern eine Persönlichkeitsstörung zu diagnostizieren, obwohl diese die Kriterien für keine der speziellen Persönlichkeitsstörungen erfüllt.

Welches sind die grundlegenden Unterschiede zwischen ICD-10 und DSM-IV?

Im Unterschied zum ICD-10 werden die Persönlichkeitsstörungen im DSM-IV auf einer eigenen Achse aufgeführt: auf der Achse I klinische Störungen – wie Schizophrenien oder affektive Störungen –, auf Achse II Persönlichkeitsstörungen, auf Achse III körperliche Störungen, auf Achse IV psychosoziale Belastungsfaktoren und auf Achse V eine Globalbeurteilung des psychosozialen Funktionsniveaus.

Das DSM-IV unterteilt die Persönlichkeitsstörungen in drei Clusters. Diese Clusters sind im ICD-10 zwar nicht aufgeführt, in der Literatur werden sie aber häufig erwähnt. Die Gruppen werden folgendermaßen beschrieben (wobei die Clustereinteilung nach DSM-IV und die Bezeichnung der Persönlichkeitsstörungen nach ICD-10 übernommen werden):

Wie sind die drei Clusters der Persönlichkeitsstörungen charakterisiert?

1. Cluster A, ***sonderbar, exzentrisch***: paranoide PS, schizoide PS, schizotype Störung
2. Cluster B, ***dramatisch, emotional, launisch***: dissoziale PS, emotional instabile PS, histrionische PS, narzisstische PS
3. Cluster C, ***ängstlich, furchtsam***: ängstlich-vermeidende PS, abhängige PS, anankastische PS.

Nach welchen Kriterien definiert das DSM-IV Persönlichkeitsstörungen?

Das DSM-IV definiert Persönlichkeitsstörung als ein überdauerndes Muster von Erleben und Verhalten, das

1. merklich von den soziokulturellen Erwartungen abweicht
2. tief greifend und unflexibel ist und sich in verschiedenen Situationen manifestiert
3. zu Leiden oder Beeinträchtigungen in sozialen, beruflichen oder anderen wichtigen Funktionsbereichen führt
4. sich spätestens im frühen Erwachsenenalter manifestiert und lang dauernd ist

11.2 Cluster-A Persönlichkeitsstörungen

Definieren Sie die paranoide Persönlichkeitsstörung!

Menschen, die an einer ***paranoiden*** Persönlichkeitsstörung leiden, neigen dazu, das Verhalten ihrer Mitmenschen als feindselig zu interpretieren. Sie sind deshalb eher misstrauisch, streitsüchtig, eifersüchtig, nachtragend, neigen zu Verschwörungstheorien und können nur schwer verzeihen. Ihr Selbstwertgefühl ist überhöht.

Definieren Sie die schizoide Persönlichkeitsstörung!

Schizoide Menschen sind einzelgängerisch und abweisend, sie haben kaum engere Freunde. Emotional kühl, zeigen sie kaum zärtliche Gefühle, an sexuellen Erfahrungen sind sie nicht interessiert. Wenige Tätigkeiten bereiten ihnen Freude, sie sind mit eigenen Fantasien beschäftigt. Gesellschaftliche Regeln können sie nur schwer einhalten, Kritik gegenüber verhalten sie sich gleichgültig.

Was ist der Hauptunterschied zwischen ICD-10 und DSM-IV bezüglich der schizotypen Persönlichkeitsstörung?

Im Unterschied zum DSM-IV, wo die ***schizotypische*** Persönlichkeitsstörung als Achse II Diagnose aufgeführt wird, findet man die Schizotype Störung im ICD-10 unter den F2 Diagnosen (Schizophrenie und wahnhafte Störungen). Bei der Schizotypen Störung (ICD-10) sind die soziale Isolierung, soziale Angst, der inadäquate emotionale Rapport sowie paranoide Ideen im Vordergrund: Die Patienten wirken emotional kalt, seltsam, misstrauisch. Sie ziehen sich sozial zurück, berichten von eigenartigen Glaubensinhalten und Derealisationserlebnissen. Ihr Denken ist umständlich, zwanghaft grübelnd. Sie haben oft intensive Illusionen.

11.3 Cluster-B Persönlichkeitsstörungen

Definieren Sie die dissoziale Persönlichkeitsstörung!

Damit eine ***dissoziale*** Persönlichkeitsstörung diagnostiziert werden kann, muss das Sozialverhalten schon vor dem 15. Altersjahr gestört sein. Hauptmerkmal dieser Störung ist, dass die Rechte anderer durch den Kranken nicht respektiert werden. Er ist seinen Mitmenschen gegenüber unbeteiligt und geht kaum längerfristige Beziehungen ein. Ein eigenes Schuldbewusstsein ist wenig bis gar nicht entwickelt. Er handelt verantwortungslos und seine Frustrationstoleranz ist niedrig.

Welches ist der Begriff für Borderline-Störung im ICD-10?

Bei der ***Borderline***-Persönlichkeitsstörung (DSM-IV) bzw. emotional instabilen Persönlichkeitsstörung (ICD-10) sind die affektive Labilität und die Impulsivität die Hauptmerkmale der Störung. Obwohl der Begriff ‹Borderline-Persönlichkeitsstörung› im ICD-10 nur als eine Subkategorie (genauer als ‹Borderline Typus›) der Emotional instabilen Persönlichkeitsstörung vorkommt, hat es sich in Forschung, Lehre und Klinik durchgesetzt, in Anlehnung an das DSM-IV von Borderline-Persönlichkeitsstörung zu sprechen. Erfahrene Kliniker berichten, dass Borderline-Persönlichkeitsstörungen deutlich häufiger bei Frauen als bei Männern vorkommen, wobei anzumerken ist, dass es kaum methodisch zuverlässige epidemiologische Studien gibt, welche die Prävalenzraten dieser Störung untersuchten. Die ***emotional instabile*** Persönlichkeitsstörung ist gekennzeichnet durch mangelnde Impulskontrolle und Instabilität der Stimmung. Ausbrüche von Gewalttätigkeiten sind möglich (Impulsiver Typus). Es fällt dem Patienten schwer, vorauszuplanen.

Beim Borderline Typus ist zusätzlich das eigene Selbstbild gestört und es herrscht ein chronisches Gefühl der inneren Leere vor. Ferner tritt in den unbeständigen, aber intensiven Beziehungen häufig die Angst auf, verlassen zu werden.

Menschen mit einer ***histrionischen*** Persönlichkeitsstörung fordern Bestätigung, Aufmerksamkeit, Lob und Anerkennung: Sie dramatisisеren, sind unangemessen verführerisch und zeigen ein übermäßiges Interesse an körperlicher Attraktivität. Sie sind eher oberflächlich und leicht zu beeinflussen.

Definieren Sie die histrionische Persönlichkeitsstörung!

Narzisstische Persönlichkeitsstörungen werden nur im DSM-IV aufgeführt. Bei dieser Störung steht eine Selbstwertproblematik im Vordergrund: mangelndes Einfühlungsvermögen, Überempfindlichkeit gegenüber Kritik, übertriebenes Vertrauen in die eigenen Fähigkeiten. Menschen mit einer Narzisstischen Persönlichkeitsstörung halten sich für wichtig, grandios, einzigartig, beschäftigen sich deshalb viel mit Fantasien über eigene Erfolge. Sie wollen beachtet und bewundert werden. In Beziehungen verhalten sie sich tendenziell ausbeuterisch, wenig empathisch, neidisch. Sie zeigen sich oft arrogant.

11.4 Cluster-C Persönlichkeitsstörung

Menschen mit einer ***ängstlich-vermeidenden*** Persönlichkeitsstörung fühlen sich unsicher, minderwertig, inkompetent in sozial geprägten Situationen und suchen diese deshalb zu vermeiden, ebenso wie persönliche Kontakte. Sie fürchten Kritik und halten sich für unbeholfen und unattraktiv. Sie ziehen sich zurück, in der Hoffnung, so Sicherheit zu finden. Dadurch schränken sie sich ein und sind ständig angespannt und in Sorge.

Definieren Sie die ängstlich-vermeidende Persönlichkeitsstörung!

Patienten mit einer ***abhängigen*** Persönlichkeitsstörung sind sehr anhänglich, ordnen ihre Bedürfnisse denen anderer unter, äußern sich kaum. Sie haben Angst, nicht für sich selbst sorgen zu können und von anderen Menschen verlassen zu werden. Sie fühlen sich oft als Versager und trauen sich kaum, ohne fremde Hilfe eigene Entscheidungen zu treffen.

Definieren Sie die abhängige Persönlichkeitsstörung!

Menschen, die an einer ***anankastischen*** Persönlichkeitsstörung leiden, ordnen zwanghaft ihr Privatleben der Arbeit unter, die dabei unter einem äußerst rigiden Perfektionismus leidet und deshalb kaum zum Abschluss gebracht werden kann. Übermäßige Vorsicht und pedantische Gewissenhaftigkeit gehören ebenso zu dieser Störung wie sich aufdrängende beharrliche und unerwünschte Gedanken und Impulse. Die

Definieren Sie die anankastische Persönlichkeitsstörung!

eigenen starren Gewohnheiten sind wichtiger als die Bedürfnisse der Mitmenschen.

Therapie: Persönlichkeitsstörungen werden symptomorientiert behandelt. Stehen depressive Symptome im Vordergrund, so kommen Antidepressiva zur Anwendung, wenn hingegen psychotische Symptome vorhanden sind oder der Betroffene sehr agitiert ist, sind Neuroleptika indiziert. Psychotherapeutisch werden vorwiegend kognitiv-verhaltenstherapeutische Therapieformen bei Persönlichkeitsstörungen angewendet.

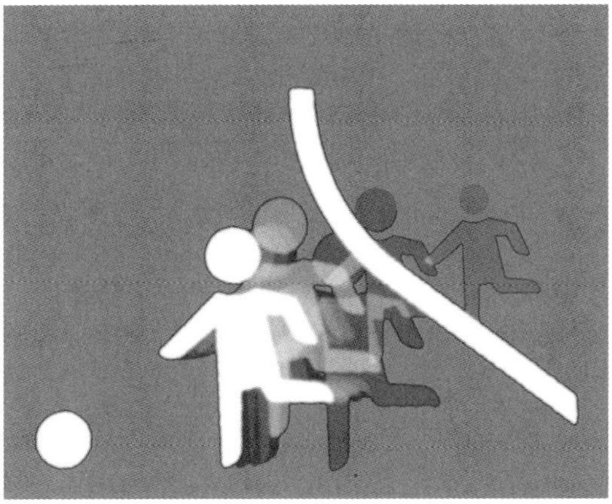

12 Kinder- und jugendpsychiatrische Störungsbilder[11]

Die Kinder- und Jugendpsychiatrie ist eine selbständige Disziplin, hat eine eigene fachärztliche Aus- und Weiterbildung und ist zuständig für psychische Störungen bis zum vollendeten 17. Lebensjahr. In diesem Kapitel wird ein kurzer Überblick über diejenigen Störungen gegeben, die in den anderen Kapiteln nicht dargestellt sind. Einige jugendpsychiatrische Aspekte sind am Ende des Kapitels angefügt.

Im Kindes- und Jugendalter finden innerhalb kurzer Zeit grundlegende Veränderungen statt. Biologische Reifungs- und psychosoziale Entwicklungsvorgänge greifen ineinander und beeinflussen sich vom Beginn des pränatalen Lebens an. Psychische Störungen sind je nach Zeit des Auftretens, der Qualität, der Dauer und der Verlaufsform von unterschiedlicher Bedeutung für diese Prozesse (Entwicklungspsychopathologie). Entwicklungen und Entwicklungsstörungen finden in allen Lebensbereichen statt und daher ist in der Kinder- und Jugendpsychiatrie mehr als in anderen medizinischen Bereichen eine interdisziplinäre und interinstitutionelle Zusammenarbeit erforderlich, und zwar sowohl in der ambulanten wie in der (teil-)stationären Arbeit.

Was ist das Besondere an kinderpsychiatrischen Symptomen?

Manche Symptome sind in gewissen Lebensabschnitten eines Kindes normal. Sie sind erst dann krankhaft, wenn sie in späteren Entwicklungsphasen immer noch vorhanden sind. So ist z. B. das nächtliche Einnässen beim Säugling normal, beim Kleinkind noch nicht wirklich auf-

11 Dieses Kapitel wurde von PD Dr. med. H. Braun-Scharm (KJPD Universität Zürich) unter Mitwirkung von Dr. phil. J. Endrass (PUK Zürich) und Prof. Dr. med. D. Hell (PUK Zürich) geschrieben.

fällig, beim 10-Jährigen jedoch besorgniserregend. Im Folgenden werden die Störungen des Kindes- und Jugendalters nach Kriterien der ICD-10 vorgestellt.

12.1 Umschriebene Entwicklungsstörungen der Sprache

Nennen Sie kindliche Entwicklungsstörungen der Sprache!

Artikulationsstörung (Dyslalie): Fehler in der Lautbildung (mangelnde Artikulation) bei normalen sprachlichen Fähigkeiten. Beginn im Kindesalter.

Expressive Sprachstörung: Störung in der verbalen Ausdrucksfähigkeit bei normaler Intelligenz, die zu schulischen oder sozialen Schwierigkeiten führt.

Rezeptive Sprachstörung: Einschränkung des Sprachverständnisses; häufig kombiniert mit expressiver Sprachstörung. Hörstörungen müssen ausgeschlossen werden (wie bei allen anderen Sprachstörungen).

Stottern: Unterbrechung des Redeflusses durch häufige Wiederholungen (klonisches Stottern) oder Dehnung von Lauten, Silben oder Wörtern (tonisches Stottern).

Poltern: Einschränkung der Verständlichkeit durch hohe Redegeschwindigkeit und Verstümmelung von Lauten.

12.2 Umschriebene Entwicklungsstörungen schulischer Fertigkeiten

Was versteht man unter Dyslexie und Dyskalkulie?

Lese-Rechtschreibestörung (LRS, Dyslexie): Schwierig korrigierbare Fehler beim Lesen und Schreiben bei normaler Intelligenz.

Rechenstörung (Dyskalkulie): Unterdurchschnittliche Rechenleistung bei normaler Intelligenz.

12.3 Tief greifende Entwicklungsstörungen

Was sind die Hauptunterschiede zwischen dem Kanner- und dem Asperger-Syndrom?

Frühkindlicher Autismus (Kanner-Syndrom): Eine vor dem dritten Lebensjahr beginnende schwere Störung von Sprache, Empathie und Kontakt bei eingeschränktem, repetitivem und ritualisiertem Verhalten. Viele autistische Menschen haben eine zusätzliche Intelligenzminderung.

Asperger-Syndrom/High functioning autism: Geringere Beeinträchtigung von Sprache und Intelligenz, meist auch spätere Manifestation. Spezialinteressen und Kontaktprobleme. Das männliche Geschlecht überwiegt mehr als bei den anderen Autismusformen.

Rett-Syndrom: Inzwischen genetisch aufgeklärte Autismusform, die nur bei Mädchen vorkommt. Häufig stereotype Handbewegungen und verkürzte Lebenserwartung.

12.4 Expansive Verhaltensstörungen

Hyperkinetisches Syndrom (HKS): Synonyme: ADHD (Attention Deficit/Hyperactivity Disorder), ADHS (Aufmerksamkeits-Defizit-/Hyperaktivitäts-Syndrom), ADS (Aufmerksamkeits-Defizit-Syndrom): Aufmerksamkeitsstörung, Hyperaktivität und Impulsivität führen zu schulischen und sozialen Schwierigkeiten. Häufiges Syndrom, das meist bereits beim Kleinkind erkennbar ist. Deutliches Überwiegen der Knaben. Bei günstigem Verlauf «verwächst» sich das HKS im Jugendalter. Bei ungünstigem Verlauf können Dissozialität, Substanzmissbrauch und andere psychische Störungen hinzukommen.

Welches sind die Symptome des Hyperkinetischen Syndroms?

Störungen des Sozialverhaltens: Verletzung sozialer Normen durch z.B. Lügen, Stehlen, Weglaufen, Körperverletzung oder Vandalismus. Häufig kumulierende psychosoziale Belastungen und Entwicklungsprobleme.

12.5 Verhaltens- und emotionale Störungen mit Beginn in der Kindheit und Jugend

Emotionale Störung: Vorwiegend ängstliche Störungen, die im Kindesalter besonders häufig sind und eine überwiegend günstige Prognose haben.

Tic: Unwillkürliche, plötzliche, rasche und wiederkehrende muskuläre Aktionen (motorische Tics) oder Lautäußerungen (vokale Tics). Bis zu 15% der Kinder können (vorübergehend) Tics entwickeln, besonders schwere und kombinierte Formen von langer Dauer werden als ***Tourette-Syndrom*** bezeichnet. Das Hauptmanifestationsalter liegt im 7./8. Lebensjahr.

Enuresis (Bettnässen): Unwillkürlicher Urinabgang nach dem 5. Lebensjahr, entweder als primäre Enuresis (weniger als 6 Monate trocken) oder sekundäre Enuresis (länger als 6 Monate trocken). Es wird zwischen ***Enuresis nocturna*** (Einnässen in der Nacht) und ***Enuresis diurna***

Was versteht man unter Enuresis und Enkopresis?

(Einnässen bei Tag) unterschieden. Erstere ist bei Jungen, Letztere bei Mädchen häufiger. Enuresis kann die Folge von schwierigen sozialen Situationen und somit ein Anzeichen für die Vernachlässigung durch die Eltern sein. Aktuell gilt das diagnostische und therapeutische Interesse ebenfalls den biologischen und genetischen Ursachen der Enuresis, insbesondere den Reifungsverzögerungen und funktionellen Blasenentleerungsstörungen bei primärer Enuresis.

Enkopresis (Einkoten): Unangemessene, wiederholte, willkürliche oder unwillkürliche Defäkation nach dem 4. Lebensjahr. Auch hier unterscheidet man zwischen primärer und sekundärer Enkopresis; beide Formen sind beim männlichen Geschlecht häufiger und treten besonders unter ungünstigen sozialen Verhältnissen auf. Enkopresis ist wesentlich seltener als Enuresis.

Rumination: Wiederholtes Heraufwürgen von Nahrung ohne Übelkeit oder gastrointestinale Erkrankungen, v. a. bei Säuglingen und Kleinkindern. Häufig bei vernachlässigten Kindern.

Kindliche Fütterungsstörungen: Mangelnde Nahrungsaufnahme ohne organische Ursache bei oft elementaren Beziehungsproblemen zwischen Kind und Eltern.

Pica: Wiederholtes Essen ungenießbarer Materialien, v. a. bei minderbegabten Kindern.

Was ist ein elektiver Mutismus?

Elektiver bzw. selektiver Mutismus: Weitgehendes Verstummen ohne grobe Störung der Sprachentwicklung oder andere organische Störungen. Die sprachliche Kommunikation mit wenigen engen Bezugspersonen bleibt erhalten.

Stereotype Bewegungsstörungen: Willkürliche, wiederholte, oft rhythmische Bewegungen, oft bei vernachlässigten oder behinderten Kindern. Am bekanntesten ist die ***Jactatio capitis.***

Bindungsstörungen: Man unterscheidet Bindungsstörungen mit Enthemmung (Distanzlosigkeit, Anklammerung, Fehlen konstanter Beziehung) und reaktive Bindungsstörungen mit unglücklichem, gehemmtem und ambivalentem Beziehungsverhalten. Die Intelligenz ist meistens ungestört.

Störung der Geschlechtsidentität im Kindesalter: Ablehnung des biologischen Geschlechts (sex) und der Geschlechtsrolle (gender) ohne organische Störung. Bisweilen überzeichnete gegengeschlechtliche Verhaltensweisen. Hält die Symptomatik länger an, besteht hohe Wahrscheinlichkeit für eine homosexuelle Entwicklung.

12.6 Weitere, vorwiegend jugendpsychiatrische Aspekte

Missbrauch: Körperliche oder sexuelle Schädigung, die meist in Familien oder Institutionen geschieht. Missbrauch ist häufig eingebettet in wenig förderliche familiäre und soziale Umstände sowie mit zahlreichen anderen Belastungen verknüpft. Misshandelte Kinder sind eine Risikogruppe für psychopathologische Reaktionen und Spätfolgen.

Suizidalität: Im Kindesalter sind Suizide extrem selten, während parasuizidale Gedanken schon auftreten können. Das Jugendalter ist gekennzeichnet durch eine rapide Zunahme der Suizidalität. Am häufigsten sind Parasuizide beim weiblichen Geschlecht, Suizide nehmen aber ebenfalls zu. Hauptbelastungsfaktoren sind belastende Lebensereignisse, chronische Familienprobleme und psychische Störungen.

Substanzmissbrauch: Im Jugend- und jungen Erwachsenenalter werden die meisten Drogen konsumiert, am häufigsten die legalen Substanzen wie Nikotin und Alkohol. Von den illegalen Substanzen ist Cannabis am weitesten verbreitet, in den letzten Jahren sind Ecstasy und Designerdrogen hinzugekommen. Opiate (v.a. Heroin) werden längerfristig nur von chronisch Abhängigen genommen. Dabei ist der polyvalente Missbrauch (mit und ohne Polytoxikomanie) bei Jugendlichen stark gestiegen. Unter den Jugendlichen dominieren die «Probierer», also Kurzzeitkonsumenten. Nahezu alle Langzeitabhängigen haben aber ebenfalls als Jugendliche angefangen, ohne rechtzeitig erkannt zu werden. Psychische Störungen und Substanzmissbrauch beeinflussen sich gegenseitig negativ, Menschen mit psychischen Störungen scheinen für die negativen Folgen des Substanzmissbrauchs besonders vulnerabel.

Bipolare Störungen: Bipolare Psychosen (manisch-depressive Psychosen) können auch bei Jugendlichen auftreten. Unvollständige Remissionen, rapid cycling und ungünstige Verläufe sind häufiger als bei Erwachsenen.

Schizophrenien: Nach der biologischen Pubertät nimmt die Erstmanifestation schizophrener Psychosen kontinuierlich zu. Akut-rezidivierende Verläufe sind seltener, chronische Zustände mit vorwiegender Minussymptomatik und ungünstigem Verlauf dagegen häufiger als im Erwachsenenalter.

12.7 Intelligenzminderung

Was versteht man unter Intelligenzminderung?

Bei der Intelligenzminderung handelt es sich um eine von frühem Kindesalter an bestehende, deutlich unterdurchschnittliche allgemeine intellektuelle Leistungsfähigkeit (mit schweregradabhängigen fakultativen sozialen und neurologischen Zusatzsymptomen). Synonyme sind Oligophrenie, Schwachsinn und geistige Behinderung.

Die Zuständigkeit der Psychiatrie in der Behandlung und Betreuung von geistig Behinderten ist sehr begrenzt und erstreckt sich praktisch ausschließlich auf psychische Störungen bei Intelligenzminderung.

Wie häufig ist Intelligenzminderung?

Unter 2,5% der Bevölkerung gelten als minderintelligent.

Chromosomenanomalien (am häufigsten das Down-Syndrom), erbliche Stoffwechselkrankheiten wie die Phenylketonurie, Missbildungen des Gehirns und Gehirnschädigungen als Folge intrauteriner Infektionen oder toxischer Einwirkungen (Alkohol!) sind pränatale Ursachen der Intelligenzminderung.

Bei männlichen Personen ist auch das Syndrom des fragilen X-Chromosoms (Mikrozephalie, abstehende, große Ohren, Prognathie, große Hoden) zu beachten. Als perinatale Ursachen kommen Komplikationen der Geburt in Frage. Zerebrale Infektionen und Unfälle im Kleinkindalter sind mögliche postnatale Ursachen einer Intelligenzminderung.

Die genaue quantitative Bewertung einer Intelligenzminderung basiert auf testpsychologischen Intelligenzuntersuchungen. Die Messeinheit der Intelligenz ist der Intelligenzquotient (IQ). Die Einteilung des Schweregrades einer Intelligenzminderung in Abhängigkeit vom IQ ist:

leicht:	IQ 50 bis 69
mittel:	IQ 35 bis 49

Wie kann eine Demenz von einer Intelligenzminderung abgegrenzt werden?

Differentialdiagnostisch kann die Abgrenzung gegenüber der Demenz Probleme bereiten. Minderintelligenz besteht im Gegensatz zur Demenz von Kindheit an. Bei der Demenz sind Orientierungs- und Gedächtnisstörungen charakteristisch, während bei Intelligenzminderung die Orientierung nur in schweren Fällen beeinträchtigt sein kann und die Gedächtnisleistung, wenn überhaupt, gesamthaft vermindert ist, ohne Betonung von Kurzzeitgedächtnisstörungen.

Dem Kind mit verminderten intellektuellen Fähigkeiten soll eine bestmögliche, angepasste Förderung ermöglicht werden. Bei Erwachsenen mit Intelligenzminderung besteht die wichtigste betreuerische Maßnahme darin, geeignete Lebens- und Arbeitsbedingungen finden zu helfen, die Überforderung und Diskriminierung verhindern. Die Unterbringung in einer psychiatrischen Klinik ist nur dann angezeigt, wenn eine geistig behinderte Person auch an einer schweren, behandlungsbedürftigen psychischen Störung leidet.

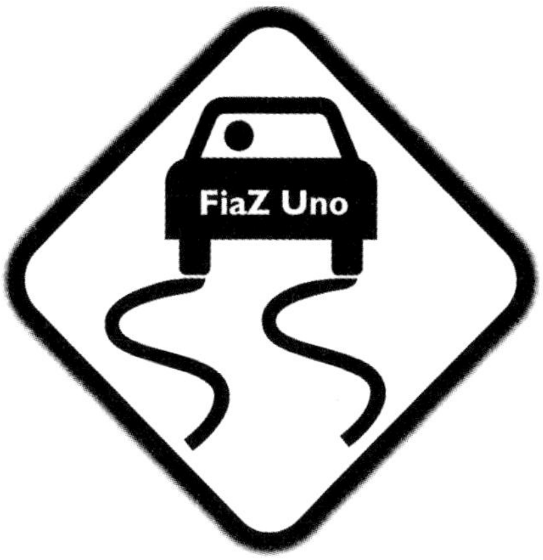

13 Forensische Psychiatrie[12]

Forensische Psychiatrie bezeichnet den Bereich der Psychiatrie, der sich mit der Beziehung von Rechtsbegriffen zu medizinisch-psychiatrischen Begriffen befasst. Sie umfasst vor allem die Sachverständigen- und Gutachtertätigkeit im straf-, zivil- und versicherungsrechtlichen Bereich, im weiteren Sinn aber auch die Behandlung von Rechtsbrechern mit psychischen Störungen.

Womit beschäftigt sich die forensische Psychiatrie?

13.1 Zivilgesetzbuch

13.1.1 Urteilsfähigkeit

Urteilsfähigkeit ist die Fähigkeit, einen rechtlich relevanten Sachverhalt, die Beweggründe und die Folgen eines Verhaltens richtig zu erkennen und einer richtigen Erkenntnis gemäß zu handeln. In der **Schweiz** ist die Urteilsfähigkeit neben Mündigkeit Voraussetzung der Handlungsfähig-

Was versteht man im schweizerischen Zivilgesetzbuch unter Urteilsfähigkeit?

---

12 Dieses Kapitel wurde von Dr. med. M. Kiesewetter (PUK Zürich) unter Mitwirkung von Dr. phil. J. Endrass (PUK Zürich) und Prof. Dr. med. D. Hell (PUK Zürich) geschrieben.

Unter welchen Umständen kann die Urteilsfähigkeit in der Schweiz aufgehoben werden?

keit (Art. 13 ZGB). Die Urteilsfähigkeit (und damit die Handlungsfähigkeit) kann durch «Geisteskrankheit», «Geistesschwäche», «Trunkenheit» oder «ähnliche Zustände» aufgehoben werden (Art. 16 ZGB), wobei es sich hier um Rechtsbegriffe und nicht um im engeren Sinne psychiatrische Begriffe handelt. Urteilsfähigkeit wird grundsätzlich angenommen; Urteilsunfähigkeit muss belegt werden. Ob Urteilsunfähigkeit vorliegt, ist allein vom Richter zu entscheiden. Der Sachverständige hat sich allein zu den diagnostischen und psychologischen Voraussetzungen zu äußern, die zu ihrer Bejahung oder Verneinung führen können.

Wer kann in der Schweiz entscheiden, ob jemand urteilsunfähig ist?

Unter welchen Bedingungen spricht man in Deutschland von einer Geschäftsunfähigkeit?

In **Deutschland** ist die Geschäftsfähigkeit eines Volljährigen die Fähigkeit, durch eigenes Handeln Rechte und Pflichten zu begründen und Verträge einzugehen. Geschäftsunfähigkeit kann durch einen andauernden «Zustand krankhafter Störung der Geistestätigkeit» bedingt sein, der «die freie Willensbestimmung» ausschließt. Es kann auch eine «partielle Geschäftsunfähigkeit» geben, die sich nur auf bestimmte Bereiche, z. B. wahnhaften Erlebens, bezieht. Die «Nichtigkeit einer Willenserklärung» bezieht sich auf Personen, welche die Willenserklärung in einem Zustand vorübergehender (schwerwiegender) psychischer Störung abgegeben haben.

Was bedeutet in der deutschen Rechtssprechung die ‹Nichtigkeit einer Willenserklärung›?

In **Österreich** liegen die Verhältnisse ähnlich: «Personen über sieben Jahre, die den Gebrauch der Vernunft nicht haben», sind geschäftsunfähig und unfähig, ein Versprechen zu machen oder es anzunehmen. Psychisch Kranke können allerdings außerhalb des von der Krankheit bestimmten Bereichs psychischen Erlebens vertragsfähig sein; über eine beschränkte Geschäftsfähigkeit verfügen unter 19-Jährige und Personen, denen ein Sachwalter bestellt ist. Geschäftsunfähigkeit gibt es auch punktuell, wenn psychische Krankheit, Affektzustände oder Intoxikationen zur Unfähigkeit führen, die Bedeutung eines rechtlich relevanten Handelns und dessen Tragweite zu erkennen.

Können psychisch Kranke in Österreich beschränkt geschäftsfähig sein?

13.1.2 Vormundschaftliche Maßnahmen

Wann müssen vormundschaftliche Maßnahmen in Betracht gezogen werden?

Alle vormundschaftlichen Maßnahmen sind der Absicht verpflichtet, dem Betroffenen eine sonst nicht ausreichende persönliche Fürsorge und einen persönlichen Rechtsschutz zu gewährleisten. Jede vormundschaftliche Maßnahme stellt jedoch einen Eingriff in die Persönlichkeitsrechte dar. Bei ihrer Anordnung muss deshalb das Prinzip der Verhältnismäßigkeit streng beachtet werden.

Entmündigung ist dann vorgesehen, wenn jemand seine Angelegenheiten nicht selbständig zu besorgen vermag, wenn er sich oder andere dauernd gefährdet und wenn er deshalb einer dauernden Fürsorge und eines dauernden Schutzes bedarf, die auf weniger einschneidende Weise nicht erbracht werden können. In der **Schweiz** ist dies möglich:

Ist in der Schweiz eine Entmündigung bei psychischer Störung ohne Begutachtung möglich?

1. in Folge von «Geisteskrankheit» oder «Geistesschwäche» (muss begutachtet werden).

2. in Folge «Verschwendung, Trunksucht oder lasterhaften Lebenswandels» (muss nicht begutachtet werden)
3. auf eigenes Begehren (bei vorhandener Urteilsfähigkeit)

Welche Einschränkungen sind mit einer Bevormundung verbunden, welche Rechte erhalten?

Der Bevormundete kann sich durch seine Handlungen nur mit Zustimmung seines Vormunds verpflichten, wird aus unerlaubten Handlungen aber schadenersatzpflichtig. Er kann ohne Zustimmung des Vormunds weder heiraten, noch Wohnung oder Arbeitsplatz bestimmen und verliert die bürgerlichen Rechte wie Wahl- und Stimmrecht. Er darf aber weiterhin seine höchstpersönlichen Rechte ausüben (so kann er z.B. auf Scheidung klagen, ärztliche Eingriffe ablehnen und ein Testament erstellen). Die Entmündigung wird aufgehoben, wenn ihr Grund weggefallen ist. Im Falle einer Entmündigung in Folge einer «Geisteskrankheit» oder «Geistesschwäche» ist hierfür erneut ein psychiatrisches Gutachten nötig. Beistandschaft und Beiratschaft sind weniger eingreifende Maßnahmen. Bei Beistandschaften ist die Handlungsfähigkeit nicht, bei Beiratschaften nur in Hinblick auf bestimmte Rechtsgeschäfte beschränkt. Mit einer Beiratschaft kann aber auch z.B. einem verschwendungsgefährdeten Maniker die Verwaltung seines Vermögens entzogen werden. Eine Beistandschaft kann u.a. zur Unterstützung eines überforderten Kranken eingerichtet werden.

Wann sind Beistandschaft oder Beiratschaft angezeigt?

Im Gegensatz zum schweizerischen Recht kennt das **deutsche** Betreuungsrecht den Begriff des «Vormunds» nicht mehr. Bestellt wird auf Antrag des Betroffenen oder von Amts wegen ein «Betreuer». Voraussetzung ist, dass der (volljährige) Betroffene aufgrund einer Krankheit oder Behinderung «seine Angelegenheiten ganz oder teilweise nicht besorgen» kann. Neben der gesundheitlichen Störung muss also auch die Notwendigkeit der Betreuung belegt werden. Die Aufgaben des Betreuers sind genau zu umschreiben und beschränken sich auf die Bereiche, die der Betroffene nicht selbst besorgen kann. Nur wenn durch das Vormundschaftsgericht ein Einwilligungsvorbehalt ausgesprochen wird, ist die Handlungsfähigkeit des Betroffenen in dem Bereich eingeschränkt, den der Aufgabenkreis des Betreuers umfasst.

In **Österreich** ist die Möglichkeit einer Entmündigung ebenfalls durch Rechtsfürsorgemaßnahmen abgelöst worden, bei denen der «Sachwalter» je nach Notwendigkeit mit der Besorgung einzelner oder aller Angelegenheiten eines «psychisch Kranken» oder «psychisch Behinderten» betraut wird. Unter Sachwalterschaft Stehende bedürfen zur Eingehung einer Ehe der Zustimmung des Sachwalters.

13.1.3 Fürsorgerische Freiheitsentziehung (FFE)

Wann darf eine Person in der Schweiz gegen ihren Willen hospitalisiert werden?

In der **Schweiz** gilt bezüglich der fürsorgerischen Freiheitsentziehung der Art. 397a des ZGB: «Eine mündige oder entmündigte Person darf wegen Geisteskrankheit, Geistesschwäche, Trunksucht, anderen Suchterkrankungen oder schwerer Verwahrlosung in einer geeigneten

Anstalt untergebracht oder zurückbehalten werden, wenn ihr die nötige persönliche Fürsorge nicht anders erwiesen werden kann. Dabei ist auch die Belastung zu berücksichtigen, welche die Person für ihre Umgebung bedeutet. Die betroffene Person muss entlassen werden, sobald ihr Zustand es erlaubt». Die Vorschrift beschränkt sich also keineswegs allein auf i. e. S. psychisch Kranke, und «geeignete Anstalt» ist nicht notwendigerweise eine psychiatrische Klinik. Zuständig für den Entscheid ist eine vormundschaftliche Behörde am Wohnsitz oder, wenn Gefahr im Verzuge vorliegt, am Aufenthaltsort der betroffenen Person. Mit der Verfügung einer FFE ist kein Behandlungsauftrag verbunden. Gegen seine Einweisung sowie gegen seine Zurückhaltung z.B. in der Klinik kann der Betroffene an eine vom Kanton bezeichnete richterliche Instanz rekurrieren (Kanton Zürich: Bezirksgerichte) – allerdings ohne aufschiebende Wirkung. Immer muss das ärztliche Einweisungszeugnis auf einer aktuellen persönlichen Untersuchung beruhen.

Welche Stellen sind in der Schweiz zur Verfügung einer Einweisung berechtigt?

Ist in der Schweiz mit der FFE ein Behandlungsauftrag verbunden?

Welche Rechte hat in der Schweiz der Patient bei einer zwangsweisen Einweisung?

Welche Anforderungen sind an das Einweisungszeugnis zu stellen?

Trotz recht unterschiedlicher Regelungen sind Deutschland und Österreich die obligatorische richterliche Überprüfung eines Einweisungsentscheids und die Stellung eines gesetzlichen bzw. Rechtsvertreters für den Eingewiesenen gemeinsam.

Welche Voraussetzung muss in Deutschland für die Freiheitsentziehung erfüllt sein?

Wer veranlasst in Deutschland eine Freiheitsentziehung?

In **Deutschland** ist die zivilrechtliche Unterbringung eines psychisch Kranken in einer psychiatrischen Klinik im Betreuungsrecht geregelt. Voraussetzung für eine mit Freiheitsentziehung verbundene Unterbringung ist eine psychische Erkrankung, die zur Urteilsunfähigkeit hinsichtlich der Notwendigkeit einer Behandlung und zu erheblicher Selbstgefährdung geführt hat, sowie eine medizinische Behandlung erforderlich macht, die den Gesundheitsschaden nachweislich abwendet. Veranlasst wird die Unterbringung vom Betreuer und genehmigt vom Vormundschaftsgericht (das bei Fehlen eines Betreuers auch dessen Funktionen vorläufig ausüben kann). Ist die Unterbringung eines psychisch Kranken jedoch in der Gefährdung Dritter begründet, kommen die je nach Bundesland unterschiedlichen landesrechtlichen Unterbringungsgesetze zum Zuge. Voraussetzung für eine solche Unterbringung sind eine genau diagnostizierte Erkrankung und die genaue Feststellung der aus ihr resultierenden Gefährlichkeit sowie die Verhältnismäßigkeit des Eingriffs. Auch wenn eine Behörde eine sofortige Unterbringung veranlasst hat, muss deren auf persönlicher Überzeugung beruhende richterliche Anordnung in der Regel bis zum Abend des auf die Unterbringung folgenden Tages erfolgt sein.

Welches Gesetz regelt in Österreich die Voraussetzungen, Personen in einem geschlossenen Bereich zu halten?

Wer stellt in Österreich die Einweisungsindikation?

In **Österreich** regelt das Unterbringungsgesetz die Voraussetzungen, Personen in einem geschlossenen Bereich zu halten oder ihre Bewegungsfreiheit einzuschränken. Voraussetzung sind psychische Krankheit und dadurch bedingte erhebliche Selbst- oder Fremdgefährdung, sowie die Unmöglichkeit einer ausreichenden Behandlung oder Betreuung außerhalb einer Anstalt. Nachdem die Einweisungsindikation vom Polizeiarzt oder von einem Arzt im öffentlichen Sanitätsdienst gestellt wurde, haben in der Anstalt zwei Ärzte in voneinander unabhängigen Zeugnissen übereinstimmend die Notwendigkeit der Unterbringung zu bestätigen. Die Bestellung eines Rechtsvertreters (Patientenanwalt) ist ebenso vorgeschrieben, wie es die persönliche Anhörung durch den Richter innert vier Tagen, die mündliche Gerichtsverhandlung (Bezirksgericht) nach Bestellung von Sachverständigen und die Begrenzung der Unterbringungsdauer sind. Außerdem regelt das Unterbringungsgesetz die Möglichkeit der Behandlung, wobei «besondere Heilbehandlungen» wie Depot-Neuroleptika oder EKT bei Einwilligungsunfähigkeit vom Gericht bewilligt werden müssen. Im Unterbringungsgesetz ist auch die Unterbringung auf Verlangen des hierzu einsichts- und willensfähigen Kranken geregelt.

Ist in Österreich die Bestellung eines Patientenanwaltes bei Freiheitsentziehung vorgesehen?

Welche Behandlungsmethoden brauchen in Österreich eine Einwilligung durch das Gericht?

13.2 Strafgesetzbuch (StGB)

13.2.1 Zurechnungsfähigkeit

Mit Zurechnungsfähigkeit ist die Fähigkeit des Menschen bezeichnet, das Verbotene eines Tuns zu erkennen und dieser Erkenntnis gemäß einen Handlungswillen zu bilden und ihm zu folgen. Aufgrund schwerer psychischer Störungen kann die Einsichtsfähigkeit oder die Willensfähigkeit aufgehoben sein. In der **Schweiz** kann die Tat bzw. eine Schuld dann dem Täter nicht zugerechnet werden, d.h. gegen ihn eine Schuldstrafe auszusprechen ist nicht möglich; möglich bleibt hingegen die Anordnung einer Maßnahme der Besserung und Sicherung. Bei minder schweren, aber immerhin erheblich schweren psychischen Störungen ist zwar die Zurechnungsfähigkeit gegeben, doch können Einsichts- und/oder Willensfähigkeit in leichtem, mittlerem oder hohem Grade vermindert sein. Dies führt zu einer Strafmilderung. Nie kann bereits aufgrund der Diagnose eine Aussage über Zurechnungsunfähigkeit oder verminderte Zurechnungsfähigkeit gemacht werden. Vielmehr müssen psychische Störung und Tat in einem kausalen Verhältnis stehen, und immer bezieht sich die Zurechnungsfähigkeit auf den Zeitpunkt der Tat selbst.

Was bedeutet in der Schweiz Zurechnungsfähigkeit und wann kann sie aufgehoben sein?

Was bedeutet in der Schweiz verminderte Zurechnungsfähigkeit?

Die Zurechnungsfähigkeit bzw. Zurechnungsunfähigkeit und verminderte Zurechnungsfähigkeit werden in **Deutschland** in ganz vergleichbarer Art geprüft und beurteilt, wobei auch hier die Bestimmung des Schweregrads der psychischen Störung zum Tatzeitpunkt, die Begründung eines kausalen Zusammenhangs zwischen Tat und psychischer Störung und Überlegungen zum tatzeitaktuellen kognitiven und voluntativen Vermögen des Täters zu erfolgen haben.

Österreich kennt hingegen nur den Begriff der Zurechnungsunfähigkeit, die in grundsätzlich gleicher Weise wie in der Schweiz und in Deutschland verstanden wird. Bestimmte psychische Störungen, z.B. anhaltende wahnhafte Störungen, können auch zu «partieller Zurechnungsunfähigkeit» führen, indem Zurechnungsunfähigkeit nur für bestimmte Deliktformen angenommen werden kann. Bestimmungen

Kennt man im österreichischen Gesetz den Begriff der Zurechnungsfähigkeit?

über eine verminderte Zurechnungsfähigkeit gibt es nicht, doch können psychische Störungen, die nicht zu Zurechnungsunfähigkeit geführt haben, Strafmilderungsgründe darstellen. Beide Länder haben für Straftaten, die im Zustand eines fahrlässig oder vorsätzlich herbeigeführten Rauschzustands verübt wurden, ähnliche Bestimmungen wie die Schweiz.

13.2.2 Sichernde und bessernde Maßnahmen

Welche speziellen Maßnahmen können bei psychisch kranken Straftätern angezeigt sein?

In der **Schweiz** gilt, dass wenn zwischen Straftat und erheblich schwerer psychischer Störung bzw. einer Abhängigkeitserkrankung ein Zusammenhang bestand, wenn die Störung weiterhin besteht und wenn eine (durchführbare) Behandlung angezeigt ist, um die Legalprognose zu verbessern, eine Behandlung angeordnet werden kann. Sie kann stationär (in forensisch-psychiatrischen oder allgemeinpsychiatrischen bzw. suchttherapeutischen Einrichtungen) oder ambulant erfolgen. Für zurechnungsfähige junge Erwachsene (18- bis 25-jährig) kann bei Störungen oder Gefährdung der charakterlichen Entwicklung auch eine nacherzieherische Maßnahme in einer Arbeitserziehungsanstalt angeordnet werden. Gefährdet der Straftäter aufgrund seines krankhaften Geisteszustands die öffentliche Sicherheit und Ordnung, kann auch eine zeitlich unbegrenzte, hinsichtlich ihrer Notwendigkeit und Verhältnismäßigkeit aber regelmäßig zu überprüfende Verwahrung angeordnet werden.

Ursprünglich sehr viel stärker dem Sicherungsgedanken (aktueller Slogan: «Sicherheit vor Therapie») verpflichtet als dem Therapiegedanken («Sicherheit durch Therapie»), ist die Maßregelanordnung in **Deutschland** nicht an die Behandelbarkeit des Täters und die Erwartbarkeit einer Prognoseverbesserung, sondern an die Erwartbarkeit neuerlicher, erheblich schwerer, mit der diagnostizierten anhaltenden psychischen Störung in Zusammenhang stehender Straftaten sowie an den Nachweis verminderter oder aufgehobener Zurechnungsfähigkeit gebunden. Die Maßregeldauer ist unbestimmt; für Lockerungsentscheide und probeweise Entlassungen spielt dann die erreichte Prognoseverbesserung eine entscheidende Rolle. Die «Sicherungsverwahrung» bezieht sich auf «Gewohnheits-» oder «Hangtäter», welche neuerliche erhebliche Straftaten erwarten lassen.

In **Österreich** können bei erheblich belasteter Legalprognose zurechnungsunfähige Rechtsbrecher oder Rechtsbrecher mit schwerwiegenden psychischen Störungen in eine Anstalt für geistig abnorme Rechtsbrecher eingewiesen werden. Die Frage weiterer Gefährlichkeit ist jährlich gutachterlich zu prüfen; die Dauer der Maßnahme ist unbestimmt und richtet sich ganz nach ihrem Zweck. Die Unterbringung gefährlicher Rückfalltäter in einer Anstalt findet in Österreich kaum Anwendung.

14 Psychiatrische Notfälle[13]

14.1 Angst und Panik

Menschen mit einer Angst- oder Panikstörung suchen häufig Notfalleinrichtungen auf. So sind nach einer Untersuchung 13% der Notfallstationspatienten, 16% der psychiatrischen und 13% der Hausarztnotfälle Patienten mit Angststörungen. Insbesondere Menschen, die wiederholt Notfalleinrichtungen aufsuchen, leiden oft (zu ca. einem Drittel!) an Panikstörungen.

Welche psychische Störung führt am häufigsten zum Aufsuchen einer Notfalleinrichtung?

Behandlung der Panikattacke in der Notfallsituation:

1. Bestimmt und ruhig Führung übernehmen, klare Fragen stellen (besser leise als laut), wenn möglich körperliche Untersuchung.
2. Nicht sofort zum Tranquilizer greifen, sondern lieber «Arzt als Droge» einsetzen (diagnostische Sicherheit wirkt beruhigend).
3. Situation klären, in der Angst aufgetreten ist (evtl. erst bei späterem Termin in Sprechstunde machbar).

Welche Vorgehensweise ist bei einem Notfallpatienten, der unter einer Panikattacke leidet, angebracht?

13 Dieses Kapitel wurde unter Mitwirkung von Dr. med. S. Vetter (Fachzentrum für Katastrophen- und Wehrpsychiatrie der Universität Zürich) geschrieben.

4. Wenn verbale Beruhigung nicht wirkt, Ablenkungsmanöver versuchen (z. B. wegen häufig vorliegender und die Angst verstärkender Hyperventilation zu ruhiger Bauchatmung oder im Extremfall zur vorübergehenden Rückatmung aus einem Plastiksack anleiten).

5. Erst bei weiterer Therapieresistenz psychopharmakologische Hilfe anbieten (z. B. 1.0 oder 2.5 mg Temesta®/Tavor® Expidet sublingual verabreichen oder bei extremer Erregung 5 bis 10 mg Diazepam (Valium®) i. m. oder 2 bis 4mg Lorazepam (Temesta®/Tavor®) i. m.).

6. Nach eingetretener Beruhigung den Patienten über das Wesen eines Angstanfalls aufklären und weitere Abklärungen und prophylaktische Maßnahmen überlegen (die Prophylaxe erneuter Panikattacken ist enorm wichtig, um die Entstehung einer behindernden Agoraphobie zu vermeiden).

14.2 Suizidgefahr

Der Anteil der Todesfälle durch Suizid beträgt in der Schweiz ca. 1 bis 2 %. Bei fast allen Personen, die Suizid begehen, ist eine Depression, eine Suchterkrankung, eine schizophrene Psychose oder eine andere psychische Krankheit vorhanden. Bei offen ausgesprochener Suizidabsicht oder bei Verdacht auf Suizidalität ist in jedem Fall ein eingehendes ärztliches Gespräch indiziert. Die meisten Menschen, die an die Möglichkeit eines Suizids denken, sind erleichtert, mit einer verständnisvollen Person darüber sprechen zu können. Bei der Abklärung des Suizidrisikos ist auf folgende Risikofaktoren zu achten:

Was sollte bei Verdacht auf Suizidalität in jedem Fall unternommen werden?

Was sind Risikofaktoren für einen Suizidversuch?

1. **Aktuelle Lebenssituation:** Beziehungsprobleme, keine konkreten Aufgaben oder Lebensziele, berufliche oder finanzielle Schwierigkeiten, soziale Isolation, lang dauernde körperliche Krankheit, Verlust einer nahe stehenden Person.

2. **Aktuelle Psychopathologie:** Symptome einer Depression oder einer anderen psychischen Erkrankung sowie Verzweiflung und Hoffnungslosigkeit (Prädiktoren von vollendeten Suiziden) oder Impulsivität und Aggressivität (Prädiktoren eines Suizidversuchs/Parasuizids).

Welche Fragen sollten in Bezug auf konkrete Suizidpläne geklärt werden?

3. **Suizidpläne:** Hat ein Patient konkrete Suizidpläne? Hat er Vorbereitungen dazu getroffen? Hat er vor, eine ‹sichere Methode› anzuwenden?

4. **Anamnestisches:** Suizide in der Familie, frühere eigene Suizidversuche.

5. **Demographisches:** Eine höhere Suizidrate findet sich bei Männern (gegenüber Frauen), bei alten Menschen (gegenüber jungen), bei

Geschiedenen (gegenüber Verheirateten), bei religiös ungebundenen Menschen (gegenüber religiös gebundenen).

Ein Gegengewicht gegen das Realisieren von Suizidvorstellungen bilden feste mitmenschliche Beziehungen und Verpflichtungen gegenüber Angehörigen (evtl. auch einem Arzt oder Therapeuten gegenüber). Bei akuter schwerer Suizidalität ist die Hospitalisierung angezeigt, nötigenfalls auch gegen den Willen des Patienten. Bei mäßig schwerer Suizidalität ist es wichtig, die Betreuung des Patienten zu Hause sicherzustellen und mit dem Patienten ein Abkommen zu treffen, sich (mindestens bis zur nächsten Besprechung) nichts anzutun oder sich bei wachsender Gefährdung beim Arzt zu melden.

Wie kann ein Patient vor der Realisierung einer Suizidabsicht geschützt werden?

Immer wieder stellt sich in der psychiatrischen Arbeit die Frage der ethischen Rechtfertigung zum Eingreifen bei Suizidgefahr. Durch die Intervention wird eine Person unter Umständen daran gehindert, nach ihrer eigenen Bewertung und Entscheidung zu handeln und damit in ihrem Selbstbestimmungsrecht eingeschränkt. Suizidale Menschen leiden aber praktisch immer an einer psychischen Krankheit oder befinden sich in einer tiefen Lebenskrise, so dass der Ausblick auf eine mögliche Besserung oder positive Veränderung meist gänzlich verstellt ist. Die meisten Menschen, die einen Suizidversuch überleben, sind froh, dass sie überlebt haben.

14.3 Erregung, Verwirrung, Bewusstseinstrübung

Die zentrale Frage in der Beurteilung einer Notfallsituation mit akuter Erregung, Verwirrung oder Bewusstseinstrübung ist, ob das Gehirn intakt oder beeinträchtigt (Hirndruck, Trauma etc.) ist. Falls eine organisch bedingte Störung nicht zweifelsfrei ausgeschlossen werden kann, soll die notfallmäßige Einweisung in ein somatisches Spital veranlasst werden.

Was ist die zentrale Frage bei einem psychotischen Notfallpatienten?

Was ist bei Verdacht auf eine organische Psychose zu tun?

Wenn mit großer Wahrscheinlichkeit eine schizophrene oder manische Psychose vorliegt, stellt sich die Frage, ob eine Einweisung in eine psychiatrische Klinik oder eine ambulante Therapie angezeigt ist. Die Entscheidung ist vom Schweregrad der Störung, von sozialen Betreuungsbedingungen und vom Angebot einer engmaschigen und kompetenten psychiatrischen Betreuung abhängig.

Wann ist an die Einweisung in eine psychiatrische Klinik zu denken?

Notfallmedikation:

Was sind mögliche Notfallmedikamente bei einer akuten Psychose?

1. 1.0 bis 2.5 mg Temesta®/Tavor® Expidet sublingual (evtl. 1- bis 2-mal wiederholbar, besonders günstig bei angstgeprägten Erregungen) oder bei sehr starker Erregung 5 bis 10 mg Diazepam i.m. oder i.v.
2. 50 bis 75 mg Promazin p.o. oder i.m. (evtl. nach 1 h wiederholbar), gut sedierend

3. 25 bis 75 mg Levopromazin p. o. oder i. m. (evtl. nach 1 h wiederholbar), mit anhaltender Sedierung (nicht bei älteren Patienten anwenden, da schwere hypotensive Krisen möglich)
4. 5 bis 10 mg Haloperidol p. o. oder i. m., geringe Sedierung, jedoch bei instabilen Kreislaufverhältnissen und bei psychotischen Erregungszuständen besonders geeignet

Bei allen aufgeführten Medikamenten ist die Dosis bei Alterspatienten bis auf die Hälfte zu reduzieren.

14.4 Pharmakogen bedingte Notfallsituationen

Welches sind die Symptome der Lithiumintoxikation?

Lithiumintoxikation:

Symptome: Schläfrigkeit, Schwindel, starker Tremor, Erbrechen, Durchfall

Vorgehen: Sofortiges Absetzen der Lithiumpräparate, evtl. Einweisung in medizinische Intensivstation

Was gibt es für akute Komplikationen bei Neuroleptikabehandlung?

Extrapyramidale Krise (EPS) bei Neuroleptikabehandlung:

Symptome: z. B. periorale Dystonien, Zungen-Schlund-Krämpfe, Blickkrämpfe, Opisthotonus (extreme Körperbeugung nach hinten)

Vorgehen: im akuten Anfall 1 Amp. (5 mg) Akineton i. m. oder langsam i. v.

Agranulozytose bei Neuroleptikatherapie (v. a. Clozapin®):

Symptome: z. B. Fieber, Infekt

Vorgehen: Sofort Medikamente absetzen und medizinisch hospitalisieren.

Malignes neuroleptisches Syndrom bei Neuroleptikatherapie:

Symptome: Fieber, schwerer Rigor, Hypertonie, Tachykardie, Schwitzen, Bewusstseinseintrübung, Koma, Leukozytose, CPK-Erhöhung.

Vorgehen: Medikamente absetzen und in medizinische Intensivstation verlegen.

Disulfiram Intoxikation:

Symptome: z. B. Blutdruckabfall, Schock

Vorgehen: Sofortige medizinische Hospitalisation einleiten, evtl. Ascorbinsäure in hoher Dosierung verabreichen

Wie ist das Vorgehen bei Verdacht auf Disulfiram Intoxitation?

14.5 Drogennotfälle

Opiatvergiftung:

Was sind die Kardinalsymptome einer Opiatvergiftung?

Symptome: Bewusstseinsstörung, Miose, Atemdepression

Komplikationen: Atemlähmung, Bradykardie, BD-Abfall, Lungenödem, Hirnödem, epileptische Krämpfe, periphere Lähmungen, Rhabdomyolyse

Vorgehen: Vitalfunktionen kontrollieren, evtl. beatmen, wenn möglich mit O2 (Frequenz: 12/Min.), evtl. Naloxone (CH=Narcan®/D=Narcanti®/A=Narcantil® 1 Ampulle i. m. oder i. v. (1 ml = 0.4 mg), evtl. wiederholen im Abstand von 2 bis 3 Minuten (Falls Naloxone notwendig: Hospitalisation zur Überwachung!)

Wie soll bei Verdacht auf eine Opiatvergiftung vorgegangen werden?

DD: Benzodiazepinvergiftung (Antidot: Anexate®[Flumazenil]) (falls Anexate® notwendig: Hospitalisation zur Überwachung!)

Kokain-Überdosis:

Symptome:

Wie kann sich eine Überdosis an Kokain manifestieren?

1. Ängstlichkeit, Agitiertheit
2. Verkennung der Umgebung, Verfolgungsängste, Aggressivität
3. Lichtblitze, verzerrte Wahrnehmung, Halluzinationen
4. Übelkeit, Erbrechen, Kopfschmerzen
5. Angina pectoris-Anfälle, Hypertonie, Herzrhythmusstörungen
6. Zittern, epileptische Krämpfe, cerebrovaskuläre Infarkte

Vorgehen:

Wie geht man bei Verdacht auf eine Kokainvergiftung vor?

1. Vertrauen und Ruhe schaffen
2. Vitalfunktionen kontrollieren
3. Sedation (Diazepam, Promazin p. o. oder i. m.)
4. falls nötig: beatmen, cardio-pulmonale Reanimation, Überwachung

Weiterführende Literatur

Bei der Zusammenstellung dieser Literaturliste war es uns ein besonderes Anliegen, Bücher zu empfehlen, die gerade für Studierende lesenswert sind und eine Vertiefung in das entsprechende Gebiet ermöglichen. Die Bücher wurden also vor allem aus didaktischen Gründen ausgewählt.

Allgemeine Lehrbücher

1. Berger, M. (Hrsg.), Psychiatrie und Psychotherapie. 2002, München: Urban & Fischer.
2. Dilling, H., W. Mombour, und M.H. Schmidt (Hrsg.), Internationale Klassifikation psychischer Störungen, Klinisch-diagnostische Leitlinien. 4. Auflage 2000, Bern: Hans Huber.
3. Freyberger, H.J., W. Schneider, und R.-D. Stieglitz (Hrsg.), Kompendium Psychiatrie, Psychotherapie, psychosomatische Medizin. Orientiert an der ICD-10. 2002, Basel: Karger.
4. Gaebel, W. und F. Müller-Spahn (Hrsg.), Diagnostik und Therapie psychischer Störungen. 2002, Stuttgart: Kohlhammer.
5. Gastpar, M.T., S. Kasper, und M. Linden, Psychiatrie und Psychotherapie. 2002, Wien: Springer.
6. Hinterhuber, H. und W. Fleischhacker (Hrsg.), Lehrbuch der Psychiatrie. 1997, Stuttgart: Thieme.
7. Jaspers, K., Allgemeine Psychopathologie. 9. Auflage 1973, Berlin: Springer.
8. Machleidt, W., M. Bauer, und F. Lamprecht (Hrsg.), Psychiatrie, Psychosomatik, Psychotherapie. 1999, Stuttgart: Thieme.
9. Möller, H.-J., G. Laux, und H.-P. Kapfhammer (Hrsg.), Psychiatrie und Psychotherapie. 2003, Berlin: Springer.
10. Schöpf, J., Psychiatrie für die Praxis. Mit ICD-10-Diagnostik. 1997, Berlin: Springer.
11. Tölle, R. und K. Windgassen, Psychiatrie einschließlich Psychotherapie. 2003, Berlin: Springer.

Zu Kapitel 1

1. Bunge, M. und R. Ardila, Philosophie der Psychologie. 1990, J.C.B. Mohr (Paul Siebeck): Tübingen.
2. Hell, D., Seelenhunger. 2. Auflage 2003, Bern: Hans Huber.

3. Scharfetter, C., Was weiß die Psychiatrie vom Menschen? 2000, Bern: Hans Huber.

Zu Kapitel 2

1. Haug, H.-J. und R.-D. Stieglitz (Hrsg.), Das AMDP-System in der klinischen Anwendung und Forschung. 1997, Göttingen: Hogrefe.
2. Rauchfleisch, U., Arbeit im psychosozialen Feld. Beratung, Begleitung, Psychotherapie, Seelsorge. 2001, Stuttgart: UTB.

Zu Kapitel 3

1. Scharfetter, C., Allgemeine Psychopathologie. Eine Einführung. 2002, Stuttgart: Thieme.
2. Schnider, A., Verhaltensneurologie. 1997, Stuttgart: Thieme.

Zu Kapitel 4

1. Grawe, K., Psychologische Therapie. 2000, Göttingen: Hogrefe.
2. Müller, H., Psychoanalytisches Denken. Eine Einführung. 2002, Bern: Hans Huber.
3. Woggon, B., Behandlung mit Psychopharmaka. Aktuell und maßgeschneidert. 1999, Bern: Hans Huber.

Zu Kapitel 5

1. Bauer, J., Die Alzheimer-Krankheit. Neurobiologie, Psychosomatik, Diagnostik und Therapie. 1994, Stuttgart: Schattauer.
2. Hafner, M. und A. Meier, Geriatrische Krankheitslehre. Psychiatrische und neurologische Symptome. 2002, Bern: Hans Huber.
3. Hess, K. und A.J. Steck (Hrsg.), Neurologie-Kompendium. 2002, Bern: Hans Huber.

Zu Kapitel 6

1. Lindenmeyer, J., Lieber schlau als blau. 2001, Weinheim: Beltz.
2. Soyka, M., Alkoholismus. Eine Krankheit und ihre Therapie. 1997, Darmstadt: Wissenschaftliche Verlagsgesellschaft.
3. Uchtenhagen, A. und W. Zieglgänsberger (Hrsg.), Suchtmedizin. Konzepte, Strategien und therapeutisches Management. 2000, München: Urban & Fischer.

Zu Kapitel 7

1. Alanen, Y.O., Schizophrenie. 2001, Stuttgart: Klett-Cotta.

2. Häfner, H., Das Rätsel Schizophrenie. Ein Krankheit wird entschlüsselt. 2001, München: C.H.Beck.
3. Hell, D. und M. Fischer-Gestefeld, Schizophrenien. Verständnisgrundlagen und Orientierungshilfen. 1999, Berlin: Springer.
4. Scharfetter, C., Schizophrene Menschen. 1999, Weinheim: Beltz.

Zu Kapitel 8

1. Böker, H. und D. Hell (Hrsg.), Therapie der affektiven Störungen. Psychosoziale und neurobiologische Perspektiven. 2002, Stuttgart: Schattauer.
2. Faust, V., Manie. 1997, Stuttgart: Thieme.
3. Hell, D., Welchen Sinn macht Depression? 2002, Reinbek: Rowohlt Taschenbuch.

Zu Kapitel 9

1. Ehlers, A., Posttraumatische Belastungsstörungen. 1999, Göttingen: Hogrefe.
2. Klepsch, R. und S. Wilcken, Zwangshandlungen und Zwangsgedanken: Wie Sie den inneren Teufelskreis durchbrechen. 1998, Stuttgart: Trias.
3. Scharfetter, C., Dissoziation, Split, Fragmentation. Nachdenken über ein Modell. 1999, Bern: Hans Huber.

Zu Kapitel 10

1. Bruch, H., Essstörungen. 2000, Frankfurt: Fischer Taschenbuch.
2. Meermann, R. und W. Vandereycken, Magersucht und Bulimie. Ein Leitfaden für Betroffene und ihre Angehörigen. 2. Auflage 2003, Bern: Hans Huber.

Zu Kapitel 11

1. Amelang, M. und D. Bartussek, Differentielle Psychologie und Persönlichkeitsforschung. 2001, Stuttgart: Kohlhammer.
2. Fiedler, P., Persönlichkeitsstörungen. 2001, Weinheim: Beltz.
3. Sachse, R., Psychologische Psychotherapie der Persönlichkeitsstörungen. Psychotherapie dysfunktionaler Interaktionsstile. 2001, Göttingen: Hogrefe.

Zu Kapitel 12

1. Braun-Scharm, H. (Hrsg.), Depressionen und komorbide Störungen bei Kindern und Jugendlichen. 2002, Darmstadt: Wissenschaftliche Verlagsgesellschaft.
2. Felder, W. und H.S. Herzka, Kinderpsychopathologie. 4. Auflage 2000, Basel: Schwabe.

3. Rutz, M. (Hrsg.), Utopia Blues. Depression, Manie und Suizid im Jugendalter. 2002, Zürich: Pro Juventute.
4. Steinhausen, H.-C., Psychische Störungen bei Kindern und Jugendlichen. Lehrbuch der Kinder- und Jugendpsychiatrie. 2002, Bern: Urban & Fischer.

Zu Kapitel 13

1. Marneros, A., Hitlers Urenkel. 2002, München: Scherz.
2. Nedopil, N. (Hrsg.), Forensische Psychiatrie. 2000, Stuttgart: Thieme.

Zu Kapitel 14

1. Hewer, W. und W. Rössler (Hrsg.), Das Notfall Psychiatrie Buch. 1998, München: Urban & Fischer.
2. Müller-Spahn, F. und U. Hoffmann-Richter, Psychiatrische Notfälle. 2000, Stuttgart: Kohlhammer.

Sachverzeichnis

zusammengestellt von Jacqueline Dutli

Anzeigen